ULLA LUST

Aktiv **nach Krebs**

Aus dem Niederländischen von Sonja Fiedler-Tresp

ULLA LUST

Aktiv nach Krebs

Wieder Bewegung ins Leben bringen

In 8 Schritten zu mehr Energie und Selbstvertrauen

herbig

INHALT

AKTIV NACH KREBS

Einleitung

Nach deiner Krebsdiagnose wieder aktiv werden und in Bewegung kommen? Leichter gesagt als getan. Vielleicht sind dir jetzt gerade ganz andere Dinge wichtig. Vielleicht raten dir die Ärzte, dich auszuruhen, und vielleicht haben sie damit auch recht: Ruhe ist ein wesentlicher Teil deiner Regeneration. Vielleicht hast du einfach gerade keinen Kopf dafür – und auch das kann ich gut verstehen.
Und trotzdem: Bewegung ist für alle wichtig. Bewegung ist notwendig, um fit zu werden und zu bleiben. Bewegung ist notwendig, um wieder zu Kräften zu kommen. Kurz gesagt: Bewegung ist notwendig, um gesund zu sein. Auch und vor allem nach einer Krebsdiagnose. Ich drücke es so aus: Wir brauchen Bewegung, um wieder auf die Beine zu kommen, körperlich und mental. Denn das ist es doch, was wir wollen: uns so zu erholen, dass wir das Leben wieder genießen können.

MEINE EIGENE GESCHICHTE

Ich bin Ulla Lust, und ich darf mich seit 2005 Cancer Survivor nennen, also »Langzeitüberlebende«. Meine Brustkrebsdiagnose habe ich mit 34 Jahren bekommen. Ich war jung, stand in der Mitte des Lebens und fühlte mich ziemlich stark, war Mutter einer sechsjährigen, einzigartigen Tochter und lebte in Partnerschaft mit einem Mann. Ich hatte immer jede Menge Träume, aber nie hätte ich gedacht, dass ich ein einmal ein Buch über diese Zeit schreiben würde – darüber, wie Bewegung mir geholfen hat, nach meiner Erkrankung wieder neu anzufangen. Manchmal geschehen unerwartete Dinge, wir müssen unsere Chancen nur ergreifen.

Oktober 2004. Ich hatte wie schon gesagt ein ausgefülltes und aktives Leben. Einen Vollzeitjob und einen Nebenjob nach Feierabend. Nur an den Wochenenden kam ich zum Luftholen, zumindest an jenen, an denen ich nicht noch eine Weiterbildung belegt hatte. Ich war (und bin immer noch) nebenberuflich abends Trainerin für BBP, Step und Aerobic. Wenn ich heute auf diese Zeit zurückblicke, erkenne ich klar: Ich bin viel zu oft an meine Grenzen gegangen.

- TIPP 1 -

Hier kommt der allererste Tipp: Gehe nicht ständig an deine Grenzen! Du brauchst dir und anderen nichts zu beweisen.

Alles wird gut

Ich bezeichne mich selbst als positiv naiv oder naiv positiv, je nachdem, wie man es betrachtet. Als ich krank war, habe ich das als Stärke angesehen. Schlechtes Wetter? Das ist gut für den Rasen. Etwas Gewicht zugelegt? Das ist gut für den Winter. Haare verloren? Dann habe ich wenigstens keinen *Bad Hair-Day* mehr. Auch, dass meine Achseln und Beine während der Chemo genauso kahl waren wie mein Kopf, nahm ich positiv und einigermaßen gelassen.

Aber bei all dem sollten wir realistisch bleiben. »Alles wird gut« wirst du mich niemals sagen hören. Der Satz macht mich wütend, wenn ich ihn nur höre. Er wird viel zu oft und gedankenlos verwendet. 2011 habe ich ihn einmal aus dem Mund meines heutigen Freundes gehört (damals gerade Noch-nicht-Freund), nachdem ich bei einer großen Untersuchung gewesen war, weil befürchtet wurde, dass erneut etwas nicht stimmte. Darauf hat er es voll abbekommen. »Was weißt du denn schon? Alles wird gut? Es wird eben nicht alles gut, denn dann würde niemand sterben und niemand hätte Kummer. Es wird nicht einfach alles gut.« Telefon weggedrückt. Erst einmal Stille. Einen Monat später wurde er trotzdem meine große Liebe. Seitdem hat er den Satz nie mehr ausgesprochen.

Nein, nicht alles wird gut. Das weiß ich. Aber ich bin trotzdem davon überzeugt, dass es Möglichkeiten und Lösungen gibt. Es gibt immer einen Grund, auch etwas Positives aus einer Sache herauszuziehen.

Zunächst aber noch einmal einen Sprung zurück in der Zeit, um meine Geschichte zu Ende zu erzählen. Oktober 2004. Ein Knoten in meiner rechten Brust sorgt für etwas Panik. Nach der Kontrolle sieht es aber so aus, als wäre alles in Ordnung. »Er ist nicht bösartig, das zeigen die Struktur und die Form. »Wenn der Knoten Sie stört, können wir ihn entfernen. Aber es ist nichts, was

Ihnen Sorgen bereiten muss.« Ich habe Vertrauen in Ärzte und Ärztinnen, in Untersuchungen und in die Wissenschaft. »Okay, dann lassen wir es sein.«

Zwei Monate später treffe ich zufällig Mama Griet. Die Mutter einer kleinen Ballerina, die mit meiner Tochter den Ballettunterricht besucht. Sie trägt offensichtlich eine Perücke, ihre Wimpern und ihre Augenbrauen wirken ausgedünnt. Sie kann es nicht verbergen, die Chemo zeigt Wirkung. Ihre Geschichte bringt mich dazu, den vermeintlich gutartigen Knoten doch entfernen zu lassen, um beruhigt und mit knotenfreier Brust weiterzuleben. Es ist nun Januar 2005, ich gehe für den kleinen Eingriff in eine Tagesklinik. »Alles wird gut.« Dieses Mal sind es die tröstenden Worte meiner beunruhigten Mutter. Ihr kann ich nicht böse sein, sie meint es gut und will selbst so gerne daran glauben.

Nein, es wird nicht alles gut. Das »gutartige Etwas« in meiner rechten Brust stellt sich als doch nicht so gutartig heraus. Eine Woche später findet schon die vollständige Mastektomie statt, gleichzeitig wird ein Teil der Lymphknoten aus den Achseln entnommen. Das Ergebnis ist eine Narbe vom Brustbein bis zu den Achseln. Ein rechter Arm, den ich nur bis zur Höhe des Nabels heben kann. Ein schmerzender Rücken, weil ich während der Operation verdreht auf dem OP-Tisch festgebunden war – eine vollständig überflüssige Information, die ich von der Nachtschwester erhielt. Und zwei Drainagen, durch die das aus dem Gleichgewicht gekommene Blut meinen Körper verlassen kann.

Von jung und stark zu ausgezehrt und ramponiert. Mit fettigen Haaren auf dem Kopf, wodurch ich mich noch schlechter fühlte. Sich mit Drainagen in der Brust die Haare zu waschen, ist nicht gerade einfach. Eine Tochter, die nicht versteht, was vor sich geht, aber die Grußkarten an mich sieht und glaubt, dass ich Geburtstag habe. Meine Mutter, die noch schlechter aussieht als ich (mir wird klar: als Mutter möchte man so etwas nicht erleben). Und die Vorstellung, dass ich noch zwei Wochen zuvor unbeschwert durchs Leben lief und – bildlich gesprochen – fröhlich mit den Armen schlenkerte, mit den schönsten Brüsten der Welt, zumindest aus meiner Sicht.

Doch dann gewinnt meine positive, naive Seite die Oberhand und ich mache mir klar, welches Glück ich habe, dass meine Tochter und die Tochter von Mama

Griet einen Traum teilen, nämlich, Ballerina zu werden. Inzwischen sind die Mädchen junge Damen in den Zwanzigern, keine von beiden ist Tänzerin geworden, aber sie haben selbst entschieden, jedes Jahr ihre Brüste untersuchen zu lassen. Eine gute Entwicklung.

Was danach folgt? Sechs Zyklen schwere Chemotherapie, denn ich bin jung und stark. Weil die Ärzte das auch so sehen, entscheiden sie sich für das volle Programm. Ich bekomme fluoreszierendes orangefarbenes Zeug direkt in die Adern. Übelkeit von dem Moment an, in dem ich den Geruch der Tagesklinik wahrnehme. Haarausfall – aber darüber kommen später noch ein paar schöne Geschichten, Durchfall und/oder Verstopfung, ja, oft sogar beides am selben Tag. Kaputte Nägel und ein Mund voller Aphten. Sich übergeben, bis Blut kommt. Gerüche, die mich immer wieder aufs Neue zum Würgen bringen, auch wenn sie im Laden als »Frühlingblumen« verkauft werden. Und jeden Mittag derselbe Pastasalat, weil es das einzige ist, was ich drinnen behalten kann. Erkennst du dich wieder? Ich schätze ja. Sorry dafür.

Ich war jung und stark, aber vor allem bockig. Zu bockig, um mich für einen Port zu entscheiden, in der Fachsprache »Portkatheter«, eine Art Zugang, der unter die Haut platziert wird, ein Stück unterm Schlüsselbein. Ein Durchgang zwischen der Außenwelt und dem Blutkreislauf. Eine Tür zu den Venen, durch die das Medikament, das Gift, direkt in den Körper transportiert wird. »Übrigens auch die einfachste Art«, ließ mich die betreuende Krankenschwester auf der Onkologiestation wissen, ein absoluter Schatz. Aber der Port verbleibt auch noch Monate nach der Therapie im Körper. Er muss jeden Monat einmal gespült werden und erinnert mich dadurch immer wieder an weniger schöne Zeiten.

Sechs Mal stechen – das wird mein Arm ja wohl überstehen. »Nein Danke, für mich kein Portkatheter. Ich bin doch jung und stark?« Falsch gedacht. Bei der dritten Chemo mussten sie schon lange nach den Adern suchen. Statt einmal wurde ich dreimal und manchmal noch öfter gestochen. Aber ich blieb stolz. Und ich fand mich selbst ziemlich tough. So ähnlich habe ich mich gefühlt, als ich meine Tochter ohne PDA bekommen habe. Die Geburt dauerte nur zwei Stunden, es war also normal, keine Betäubung zu benötigen. Die Situation, in der ich mich nach der Diagnose befand, war damit gar nicht zu vergleichen.

Ende Juli 2005 hing ich zum letzten Mal am Tropf. Aus. Vorbei. Ich bin wieder frei. Und das ganz ohne Port. Ich wusste, ich schaffe das.

Aber auch hier: nope. Ich erinnere mich noch genau an das Gespräch mit dem Onkologen beim ersten Kontrolltermin. »Wir haben gute Neuigkeiten für Sie. Sie gehören zu den Ausgewählten für das neue Medikament Herceptin®. Kostenlos. Sie bekommen es alle drei Wochen über eine Infusion. Achtzehn mal, also ungefähr ein Jahr lang.« Schluck. Damit hatte ich nicht gerechnet.

Herceptin® oder Trasuzumab ist ein Medikament, das die Zellteilung von Krebszellen hemmt. Damals war es noch in der Testphase. Ich war eine der wenigen in ganz Flandern, die auf sehr verantwortungsvolle Weise »Versuchskaninchen« spielen durfte. Das wollte ich zunächst eigentlich nicht, aber da meine Eltern mich sehr drängten, entschloss ich mich letztlich doch zur Behandlung. Sie hatten nämlich gelesen, dass die gutaussehende, aber vor allem reiche Kylie Minogue für dieses Medikament 50 000 Euro hingeblättert hatte. Ich war also ein riesiger Glückspilz, weil ich es umsonst bekam. Es hätte mir vorkommen müssen, als wenn ich im Lotto gewonnen hätte, aber ich verspürte absolut keine Euphorie. Nach den sechs Runden mit dem orangefarbenen Gift folgten also noch 18 unerwartete Herceptin®-Therapien. Mein Körper hatte nach der Chemo keine Lust mehr auf weiteres Stechen. Die Blutgefäße in meinem linken Arm waren vollkommen im Ar***. Statt 18-mal Stechen wurde es also ein Vielfaches. Was mir an sich gar nicht so viel ausmachte, das eigentliche Stechen dauerte ja nur eine Sekunde. Nach dem dritten oder vierten Versuch klappte es meist, und was sind schon vier Sekunden in einem ganzen Leben? Aber meine Mutter meine treueste Begleiterin in der Tagesklinik, schmerzte es sehr, wenn die Krankenschwester den Kopf schüttelte und mit der flachen Hand auf meinen Arm schlug, um doch noch eine gute Vene zu finden, nur um mich dann wieder ohne Erfolg zu stechen.

- TIPP 2 -

Sei nicht bockig und hör auf den guten Rat der Fachleute.

Meine Tochter, meine Mutter, Mama Griet und Kylie Minogue: Vier Frauen, die mein Leben beeinflusst haben. Vier Frauen, die so viele Jahre später noch immer top in Form sind. Ich bin ein Glückspilz, weil sie mich auf meinem Weg begleitet haben – Kylie natürlich nicht direkt. Schade eigentlich.

Das Glück steckt manchmal in den kleinen Dingen, in Personen und Situationen. Es liegt an uns, ob wir uns dafür öffnen.

Zurück in die Realität. Mir ist sehr wohl bewusst, wie schwer uns das Leben oft auch gemacht wird. Gerade hast du meine Geschichte gelesen, jedenfalls eine Kurzform davon. Und mit einem positiven Schluss. Deine Geschichte wird vielleicht anders, schwerer klingen. Vielleicht ist deine Geschichte auch noch nicht zu Ende. Vielleicht bist du noch am »aushalten« – ich nenne es ungern »kämpfen«. Oder ist es dein Partner, jemand aus dem Freundeskreis oder von der Arbeit, der dich mit so einer Geschichte überrumpelt hat? Man sucht es sich nicht aus, so viel steht fest. Wir haben keine volle Kontrolle über unser Leben, und vielleicht ist das auch gut so. Und ab und zu wird es uns schwer gemacht. Und nein, es wird nicht immer alles gut.

Dieses Buch ist kein Roman mit einer ergreifenden Geschichte. Dieses Buch soll ein positiver Ratgeber mit praktischen Tipps und kleinen Anekdoten sein. Ein Buch, das Wege und Lösungen aufzeigt, selbst etwas dafür zu tun, dass es dir besser geht. Denn es gibt diese Wege. Für mich war es die Bewegung.

Es ist ein positives Buch, das zwar auf wissenschaftlichen Fakten beruht, dir aber alles in kleinen Portionen serviert und bei der praktischen Umsetzung hilft. Ein Buch, das du ruhig neben dem Bett oder auf dem Wohnzimmertisch liegen lassen kannst, um es ab und zu noch mal in die Hand zu nehmen, auch Jahre nach der Diagnose. Und lasse auch deinen Partner/deine Partnerin, deine Freundin oder deine Kollegen darin lesen, denn auch sie können ein Teil dazu beitragen, dass es dir besser geht.

Der Krebs hat mich nicht klein bekommen, aber ich bin durch ihn widerstandsfähiger geworden. Und dabei hat mir die Bewegung geholfen. Vielleicht kann ich dir mit diesem Buch dabei helfen, die gleiche Erfahrung zu machen.

WAS IST KREBS EIGENTLICH GENAU?

Es beginnt in einer Zelle

Die Wahrscheinlichkeit, dass du jemand bist, der sich mit Krebs auskennt, ist ziemlich groß. Vielleicht bist oder warst du selbst betroffen. Oder jemand aus deinem engeren Umfeld. Aber für alle, die noch etwas mehr wissen möchten: hier kommt etwas Theorie darüber, was Krebs genau ist. Ich erkläre es ganz einfach. Versprochen.

Es beginnt in einer Zelle. Etwas ganz und gar Winziges. Kleiner als ein Punkt. Ich male die Zelle gerne rosa, keine Ahnung warum, vielleicht wegen der rosaroten Brille? So eine Zelle ist etwas Unglaubliches, ein Wunder, etwas Übermenschliches. Diese eine winzige rosa Zelle enthält nämlich sehr viele Informationen. In diesem kleinen Punkt befinden sich unsere Chromosomen. Und die enthalten wiederum unsere DNA. Die DNA ist ein einzigartiger genetischer Code, der Informationen über deine Vergangenheit enthält, zum Beispiel, wer deine Urgroßeltern waren. Aber es finden sich auch Informationen darüber, was du in der Zukunft weitergeben wirst. Welche Augenfarbe werden deine Kinder haben?

Es gibt verschiedene Arten von Zellen. Du hast Hautzellen, Muskelzellen, Haarzellen, um nur einige zu nennen. Jede Zelle hat ihre eigene Funktion. Aber alle Zellen haben gemeinsam, dass sie sich in zwei identische Zellen teilen können, mit exakt denselben Informationen und dem exakt selben Code. Eine Zelle wird zu zwei Zellen, zwei werden vier, vier werden acht und so weiter. Bis wir einen erwachsenen Körper haben der aus ungefähr 40 000 000 000 000 (vierzigtausend Milliarden) Zellen besteht. Jede Zelle enthält die Geschichte deiner Vergangenheit und deiner Zukunft.

Aber zurück zu der einen rosafarbenen Zelle mit dem einzigartigen Code. In diesem Code ist auch einprogrammiert, wann diese bestimmte Zelle absterben soll. Unsere roten Blutkörperchen leben ungefähr hundert Tage. Mittlerweile weiß die Wissenschaft, dass pro Sekunde 2, 5 Millionen neue rote Blutzellen entstehen. PRO SEKUNDE.

Wenn wir unsere Darm-, Lungen- und Hautzellen betrachten, sehen wir ungefähr dasselbe Szenario. Während du das hier liest, sind deine Körperzellen permanent damit beschäftigt, sich zu teilen und deinen Körper neu aufzubauen.

Wenn man sich das vor Augen führt, wird klar, dass dabei ab und zu ein Fehler passiert und zum Beispiel so eine rosa Zelle plötzlich blau wird (in meiner Fantasie sind die mutierten Zellen blau). Die Folge: die mutierte Zelle weiß nicht, dass sie nach hundert Tagen absterben muss und daher aufhören sollte, sich zu teilen. Solche blauen Zellen teilen sich also unkontrolliert weiter und bilden auf diese Weise eine Anhäufung von Zellen. Zellen, die länger leben als notwendig und eine noch größere Anhäufung bilden. Einen Tumor.

Manche Tumore sind gutartig und nicht lebensbedrohlich. Andere sind weniger gutartig und können so Gewebe in unserem Körper schädigen. Es gibt leider Zellen, die ihre Chance ergreifen, sich zu lösen und sich über unser Lymphsystem und die Blutbahnen auf andere Organe auszubreiten, um sich dort erneut festzusetzen und auf gleiche Weise Chaos anzurichten.

Unser Körper besitzt auch Zellen, die wir als Soldaten bezeichnen können, Kämpfer. Sie bilden zusammen eine Armee zur Verteidigung. Sobald sie mutierte Zellen erkennen – und das tun sie! –, greifen sie diese an, vernichten sie oder wandeln sie wieder in schöne rosa Zellen um. Problem gelöst. Aber die Physiologie unseres Körpers ist komplizierter. Mutierte Zellen sind oft schlauer als unser Verteidigungsteam. Einige der blauen Zellen verkleiden sich als rosa Zellen und werden so als Krebszellen nicht erkannt. Also können sie sich weiter teilen. Wenn das passiert, hörst du von den Ärztinnen und Ärzten: »Wir haben eine gute und eine schlechte Nachricht.«

Drei Tage, nachdem der »gutartige« Knoten aus meiner Brust entfernt wurde, bekam ich einen Anruf, in dem mir genau das gesagt wurde. Die schlechte Nachricht war schnell erklärt: Einige meiner rosa Zellen waren verkleidete blaue Zellen. Blaue Zellen, die es sich in meiner rechten Brust gemütlich gemacht hatten und meinen Körper dazu brachten, mich anzulügen. Die gute Nachricht? Die wurde mir nicht übermittelt. Aber ich unterstelle einfach dass mein Arzt schon damals wusste, dass ich siebzehn Jahre später dieses Buch schreiben würde.

40 000 000 000 000

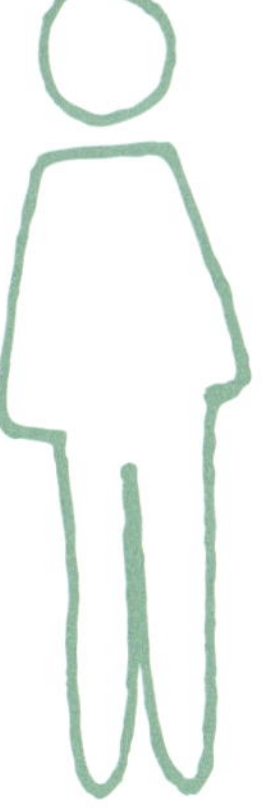

JEDE ZELLE ENTHÄLT DIE
GESCHICHTE DEINER VERGANGENHEIT
UND DEINER ZUKUNFT.

Aber warum wird eine rosa Zelle plötzlich blau? Warum kommt eine gesunde Zelle plötzlich auf den Gedanken, etwas Bösartiges zu tun? Was hat dazu geführt, dass eine Zelle vergisst, nach hundert Tagen abzusterben?

Mögliche Ursachen von Krebs

Oft entsteht Krebs ohne jede Ursache. Einfach Pech, niemand weiß den Grund. Auch mein Onkologe konnte mir keine wirkliche Erklärung geben. Und man kann sich vor zufälligen genetischen Fehlern bei der Zellteilung nach bisherigem Forschungsstand nicht aktiv schützen. Krebs wird oft als Alterskrankheit bezeichnet, weil er sich häufig erst dann entwickelt, wenn unser Abwehrsystem geschwächt ist. Ab und zu kommt es vor, dass wir so eine Art von Zelle schon bei der Geburt mitgeliefert bekommen. Erblich bedingt, nennt sich das dann. Zum Glück betrifft das nur fünf bis zehn Prozent aller Krebsfälle.

Verschiedene Umwelteinflüsse oder eine erhöhte Strahlenbelastung oder regelmäßiger Kontakt mit bestimmten Schadstoffen und chemischen Substanzen im Berufsleben können das Risiko einer Krebserkrankung aber erhöhen.

Manche Faktoren, die dazu beitragen, dass Krebs entsteht, können wir selbst beeinflussen. Es ist inzwischen allgemein bekannt, dass Rauchen zu Lungenkrebs und zu verschiedenen anderen Krebsarten führen kann. Zu viel UV-Strahlung erhöht das Risiko für Hautkrebs und Melanome. Und bald wird die Gesellschaft hoffentlich erkennen, dass ein Zuviel an Zucker, Alkohol und verarbeitetem Fleisch bei der Entstehung von Krebs eine Rolle spielen kann. Fazit: Es gibt krebsfördernde Faktoren, die unterschiedlich zur Krebsentstehung beitragen können. Starkes Übergewicht und zu wenig Bewegung gehören auch dazu – womit wir wieder beim Thema dieses Buches wären. Aber hierzu später mehr.

Du kannst nicht verhindern, dass du Krebs bekommst. Und auf keinen Fall solltest du irgendwelche Schuldgefühle haben, wenn du erkrankst. Aber lasse uns trotzdem über gesunde Bewegung, gesunde Ernährung, Schlaf und Entspannung nachdenken. Denn – das ist mittlerweile bekannt – rund 40 Prozent der Krebsfälle in Europa könnten verhindert werden, wenn man die bekannten Auslöser meidet. Das ist sehr viel. Aber damit all diese Fälle wirklich vermieden werden, ist noch einiges zu tun. Fangen wir also bei uns selbst an.

Komm runter von der Couch!
Nimm dir etwas Zeit, über deinen Alltag nachzudenken. Du wirst feststellen, wie wenig du bei der Arbeit und sogar zu Hause dazu ermuntert wirst, dich zu bewegen. Die meisten Tätigkeiten werden von der Technik übernommen. Alles für unseren Komfort. Da ist es schwer bis unmöglich, auf 10 000 Schritte täglich zu kommen. Wir alle kennen und nutzen Lieferdienste. Ich auch, ich bin nicht päpstlicher als der Papst, und bei Zeitmangel sind sie super. Aber wer selbst einkauft, kommt vielleicht ganz nebenbei schon auf 4000 Schritte täglich.

Auch fertige Mahlzeiten können wir vom Sofa aus bestellen. Das kostet zwar extra, aber das nehmen wir gerne in Kauf. So gewinnen wir Zeit, um mental erschöpft auf der Couch zu liegen. Wusstest du, dass unsere Haltungsmuskulatur trainiert wird, wenn wir am Herd stehen? Wieder eine Chance vertan.

Im Garten dreht Oskar der Rasenmäher Tag für Tag seine Runden und stutzt das Gras auf perfekte Höhe. Ja, der Rasenmäher hat sogar einen Namen. Und Oskar hat auch viele Cousins, zum Beispiel Caesar, den Staubsauger (ich hab jetzt absichtlich Männernamen gewählt). Und so wird unser Leben als Couch-Potato immer bequemer.

Oskar und Caesar machen die Arbeit, während wir ganz gemütlich ein bisschen netflixen. Mir stellen sich die Haare an den Armen auf, weil netflixen wirklich ein Verb geworden ist. Oder um es deutlicher zu sagen: ein passives Verb.

Von zu Hause aus zu arbeiten, hat sicher Vorteile, auch für die Umwelt, aber es kann einen negativen Einfluss auf unsere Gesundheit haben. Hast du dir schon einmal überlegt, wie viele Schritte wegfallen, weil du keinen Arbeitsweg hast? Weil im Homeoffice der Frühstückstisch oft auch der Platz ist, an dem unser Laptop steht? Essen, arbeiten, essen, arbeiten, essen. Um sich dann abends in den Sessel fallen zu lassen. Unsere Beinmuskeln müssen fast nichts mehr tun, und unsere Haltungsmuskulatur verwächst sich durch das viele Sitzen. Und auch dass wir uns unseren Kaffee nicht aus der Büroküche holen müssen, kann unser körperliches und mentales Wohlsein beeinflussen.

Nimm deine Gesundheit ernst, aber übertreibe es nicht

Noch eine Sache, über die wir einmal gründlich nachdenken sollten. Was wünschst du jemandem, der Geburtstag hat? Wahrscheinlich etwas in der Art von »ein gesundes neues Lebensjahr«. Und wenn die Kollegin am Nachbarschreibtisch niest? Dann sagen wir »Gesundheit«. Jeden Tag wünschen wir anderen Leuten, dass sie gesund bleiben oder werden. Ganz ohne nachzudenken. Drückt das eine Erwartung aus? Oder ist es Gewohnheit? Und warum tun wir das, bewusst oder unbewusst? Wir wollen gesund sein, weil wir uns dann der Welt stellen können. Wenn wir gesund sind, können wir reisen, uns mit Freunden treffen und schöne Dinge tun. Kurz gesagt, wenn wir gesund sind, können wir das Leben genießen. Aber was halten wir oft in der Hand, wenn wir jemandem Gesundheit wünschen? Häufig allzu gern ein Gläschen Alkohol. Etwas, worüber wir vielleicht erst in zehn Jahren ganz anders denken werden, aber von dem wir jetzt schon wissen, dass es alles andere als gesund ist. Würde Alkohol heute erfunden, würde man ihn wahrscheinlich verbieten.

Gehe die Dinge gelassen an

»Genauso gut/genauso viel wie nötig«. Ist das ein Punkt, den wir oft übersehen? Ich muss mich nicht morgens ins eiskalte Wasser legen, um für den ganzen Tag Energie zu tanken. Und ich brauche keinen Marathon zu laufen, um mich fit zu nennen. Und ja, ich liebe es, am Freitagabend eine Tüte Pommes zu futtern, aber dazu brauche ich keine drei Stück Fleisch extra.

Lagom, die »schwedische Glücksformel«, heißt übersetzt etwa »genauso gut /genauso viel wie nötig.« *Lagom* als Lebensmotto bezeichnet die ideale Balance, den guten Mittelweg, das bewusste und nachhaltige Leben – eine positive Lebenseinstellung, bei der man nicht auf das Große, Besondere wartet, sondern mit dem, was man hat, zufrieden ist.

- TIPP 3 -

Suche nicht die Extreme, sondern genieße die schönen Dinge, die kleinen Dinge, die köstlichen Dinge. Denk öfter *lagom*.

»Meine Großtante wurde 93, obwohl sie jeden Tag einen Cognac getrunken hat.« »Meine Nachbarin ist sportlich und hat trotzdem mit 34 Krebs bekommen.« Zu oft wird mit solchen Geschichten argumentiert, wenn jemand vom Arzt hört, er oder sie sollte gesünder leben, um gegen den hohen Blutdruck keine Tabletten nehmen zu müssen. Zu oft werden solche Geschichten als Beispiel hergenommen, um die eigene Abwehrhaltung zu begründen. Ja, es ist schwer, Veränderungen in unserem Leben zuzulassen und die eigene Komfortzone zu verlassen. Und es ist schwer, zuzugeben, dass »anders« vielleicht besser, vielleicht auch gesünder ist.

Vor einer Weile sprach ich eine 50-Jährige darauf an, wie sehr kleine Veränderungen oft zu einem gesünderen Leben führen können. Ihre Reaktion darauf hat mich kurz erschreckt. »Was sollen denn meine Freunde von mir denken, wenn ich bei einem geselligen Abend einen alkoholfreien Cocktail bestelle?« Ihre Freunde sollten doch stolz auf sie sein, vielleicht sogar ein bisschen neidisch. Einfach nur, weil sie Mut zur Veränderung hat. Weil sie Mut hat, sich bewusst mit dem Thema auseinanderzusetzen. Weil sie den Mut hat, den ersten Schritt zu gehen. Also: Hab den Mut zur Veränderung, aber erwarte nicht gleich den Millionen-Jackpot im Lotto!

FÜLLE REGELMÄSSIG DEIN MURMELGLAS

Als Kind hatte ich ein Murmelglas. Immer wenn ich »in der Spur« war, habe ich eine Murmel bekommen. Gleich nach der Schule Hausaufgaben gemacht? Eine Murmel. Beim Abtrocknen geholfen? Eine Murmel. Mein Zimmer aufgeräumt? Eine Murmel. Bis mein Glas bis oben hin voll war und ich mir eine Belohnung aussuchen durfte. Aber weil ich nicht gerade ein Engel war, verschwanden auch immer wieder Murmeln aus meinem Glas. Das Matheheft nicht dabeigehabt? »Der Lehrer war schuld.« Mit meinem Bruder gestritten? »Er hat angefangen.« Ich fand immer einen Schuldigen, wenn irgendetwas schieflief.

Das Murmelglas kannst du mit deinem Körper vergleichen. Ein volles Glas steht für deinen gesunden Körper. Einen gesunden und fitten Körper zu haben, kann sehr vorteilhaft sein, wenn du eine Krebsdiagnose erhältst. Und auch unter der Behandlung brauchst du Reserven, um mit deiner Situation umzugehen, und solltest dein Murmelglas immer wieder auffüllen. Denn oft verschwinden die ersten Murmeln schon aus deinem Glas, wenn du eine schlechte Nachricht erhältst: Stress und Schlaflosigkeit greifen deinen Körper an. Eine Operation? Eine Woche im Krankenhaus? Vielleicht musst du sogar längere Zeit das Bett hüten? Auch dafür büßt du eine ganze Menge von deinem Murmelvorrat ein.

Die Menge schrumpft ernsthaft zusammen, wenn dein Arzt eine Chemotherapie für notwendig hält. Und vielleicht wird deiner Patientenakte auch noch eine Strahlen- und/oder Hormontherapie hinzugefügt. Hoffentlich hast du dann einen kleinen Vorrat oder hast wieder neue Murmeln einwerfen können.

Heute ist mir klar, wie viel Glück ich hatte, dass mein Murmelglas schon vor der Erkrankung gut gefüllt war. Weil meine Mutter immer gut und gesund gekocht hat. Weil mein Vater genau im richtigen Moment beschloss, seinen Teenagerkindern ein Vorbild zu sein und aufgehört hat zu rauchen. Weil ich mir eine gründliche Nachtruhe angewöhnt habe. Weil ich durch meine DNA (du erinnerst dich) etwas sportliches Talent mitbekommen habe. Doch nicht alle haben solche Chancen. Nicht alle haben so viel Glück.

Nach der ersten Chemo, also ungefähr acht Wochen nach der Operation, habe ich wieder angefangen, Pläne zu schmieden und mich zu bewegen. Schnell fühlte ich, dass es bergauf ging. Ich kam zur Ruhe. Ich konnte wieder genießen. Bis zum nächsten Mal. Denn die Chemo bekam mich jedes Mal aufs Neue klein und meine Blutwerte jedes Mal einen Tritt. Aber vor jeder neuen Runde schaffte ich es, mich zu regenerieren.

Bewegung hat mir vor, während und nach der Behandlung wirklich geholfen. Deshalb: Trau dich, loszulegen, trau dich, dich zu bewegen, trau dich, zu planen, trau dich, in dich hineinzuhören, trau dich, zu essen, trau dich, dich auszuruhen, denn es wird Zeit, wieder zu genießen. Trau dich, den ersten Schritt zu gehen, trau dich, deinem Körper wieder zu vertrauen.

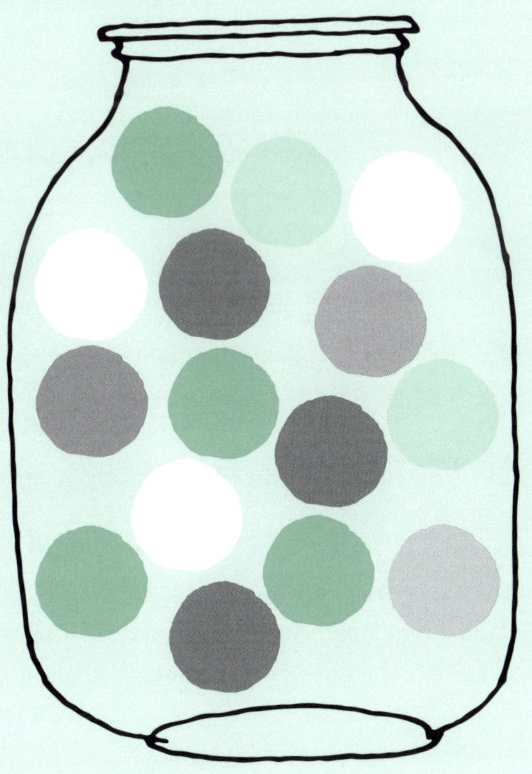

EIN VOLLES GLAS MURMELN? SIEH ES ALS ERSTEN SCHRITT AN.
ALS SPEZIELLE RESERVE.

WAS BEWEGUNG MIT UNSEREM KÖRPER MACHT

Laut einer Harvard-Studie aus dem Jahr 2021 ist der wichtigste medizinische Gewinn aus körperlicher Aktivität ein Mehr an gesunden Lebensjahren. Wenn du dich bewegst, lebst du also vielleicht nicht nur länger, sondern dein Leben hat auch mehr Qualität.

Ein aktives Leben ist also die Grundlage für ein gesundes und unabhängiges Dasein. Ich persönlich hoffe, mir mit Achtzig noch selbst die Schnürsenkel zubinden zu können und mein Haus noch lange selber putzen zu können. Und ich hoffe, dass ich noch viele Jahre in meinem Garten arbeiten kann und auch im Alter noch in der Lage bin, lange und genussvoll spazieren zu gehen und Rad zu fahren. Dass ich mich auch später noch wohl in meiner Haut fühle.

Der Mensch ist dafür geschaffen, sich zu bewegen. Vor Tausenden von Jahren war das lebensnotwendig, wir mussten für unser Essen jagen gehen und flüchten, wenn nötig. Bewegung war Alltag. Heute finden wir unsere Lebensmittel im Supermarkt, schön nach Marke und Geschmack sortiert. Es ist auch durchaus erfreulich, dass in unseren Wohngebieten keine Mammuts mehr herumstreunen. Aber was uns als körperliche Wesen betrifft, haben wir uns nicht gut entwickelt. Wir bestehen immer noch aus einem Rumpf mit zwei Beinen, zwei Armen und einem Kopf. Unser Körper, unsere Anatomie, unsere Physiologie ähneln immer noch dem *Homo sapiens*, der jagen und flüchten musste. Und unser Körper braucht noch immer Bewegung.

Ohne Bewegung werden unsere Knochen poröser, unsere Muskelmasse nimmt ab und unser Gehirn arbeitet schlechter. Auch unsere Organe funktionieren nicht so gut, wenn sie nicht den nötigen Sauerstoff bekommen. Das Risiko für Stress und Herzinfarkt steigt. Und nein, das Essen vom Lieferdienst ist auch nicht gerade hilfreich, um körperlich robuster zu werden. Und Binge Watching bringt unseren Organen keinen zusätzlichen Sauerstoff. Leider ist unser Gehirn nicht wirklich vernünftig, sodass wir oft blind glauben, was wir am Smartphone in den sozialen Medien lesen.

> - TIPP 4 -
> Kündige dein Streaming-Abo.

Bewegung bringt genau den gegenteiligen Effekt. Sie hilft uns, mental und körperlich fit zu bleiben, beides wichtige Aspekte eines glücklichen und gesunden Lebens als Mensch. Muskeln, die in Bewegung sind, werden kräftiger und wachsen. Mehr Muskelmasse bedeutet auch mehr Schutz für Knochen und Organe. Muskeln speichern Zucker ein und sorgen so für einen stabilen Zuckerspiegel und für einen funktionierenden Stoffwechsel. Sie verhelfen uns auch zu einer guten Haltung und senken damit die Gefahr für Stürze und Brüche. Auch unser Immunsystem wird trainiert, wenn die Muskeln etwas zu tun haben. Eine echte Win-Win-Situation, würde ich sagen.

Trainiere dein Immunsystem

Unsere Zellen brauchen Zytokine, um miteinander zu kommunizieren. Wann immer nötig, verpassen sie unserem Immunsystem einen Schubs. Glücklicherweise stellt unser Körper diese Zytokine selbst her, aber im Notfall, zum Beispiel bei einer Krebserkrankung, können sie auch im Labor hergestellt werden. Und genau das passiert bei einer Immuntherapie.

Myokine sind eine besondere Art der Zytokine. Sie werden produziert und ausgeschüttet, wenn die Skelettmuskeln in Aktion sind. Wenn wir uns bewegen, können wir also unser Immunsystem trainieren.

Chronische Krankheiten wie Diabetes, Übergewicht, Herz- und Gefäßkrankheiten und hoher Blutdruck (unter dem du vielleicht auch leidest, der aber nichts mit deiner Krebserkrankung zu tun hat …) können mit Bewegung angepackt werden.

Auch deine mentale Gesundheit wird durch Bewegung positiv stimuliert, denn wenn du aktiv bist, kommt es zu einer Hormonausschüttung. Das Hormon Dopamin lässt uns genießen, Serotonin verschafft uns Glücksgefühle und Endorphine – die »Antistresshormone« – mindern unseren Stress. Ja, du hast richtig gehört: Genießen, Glück, Antistress. Klingt doch einfach himmlisch, oder? Schon während eines kurzen Spaziergangs wird dein Gehirn aktiver und kreativer. Du grübelst gerade über etwas nach? Dann auf nach draußen – beim Spazierengehen findest du garantiert eine Lösung.

Je älter wir werden, desto poröser werden unsere Knochen. Die Medikamente, die du während der Krebstherapie bekommst, können diesen Prozess noch beschleunigen. Schwache Knochen erhöhen die Gefahr für Brüche, mit der Folge, dass du dann erst mal eine Weile ans Bett gefesselt bist. Du bist also eine Zeit lang ganz und gar inaktiv, was es umso schwieriger macht, sich wieder neu aufzuraffen, vor allem falls du schon etwas älter bist. Also solltest du versuchen, das zu vermeiden. Wurde bei dir Osteoporose festgestellt? Dann besprich am besten mit deinem Arzt, welche Aktivitäten für dich möglich sind.

Wenn wir uns bewegen, trainieren wir unser vegetatives Nervensystem, das vor allem unseren Organen Reize liefert. Ein Teil des vegetativen Nervensystems, der Sympathikus, ist zum Beispiel dafür verantwortlich, dass wir unter Stress schneller atmen, unser Herzschlag an die Decke geht, wenn wir uns wegen eines bellenden Hundes erschrecken oder es uns unangenehm im Bauch herumgeht, wenn die jährliche Kontrolluntersuchung ansteht. Yoga und Atemübungen können uns in diesen Situationen helfen.

Unser Herz, unser wichtigster Muskel, pumpt schneller, wenn wir aktiv sind und wird also durch Bewegung trainiert. Krafttraining stärkt die Herzwand, sodass das Herz mehr Kraft bekommt, um das Blut durch unseren Körper zu pumpen. Vom Ausdauertraining wachsen deine Herzkammern. So kann mehr Blut zu den Muskeln gelangen.

Die Wissenschaft forscht aktuell zu der Frage, ob Bewegung einen Einfluss auf die Entwicklung und auf das Wachstum von Tumoren hat. Eine erste Untersuchung der Universität Kopenhagen dazu legt bereits einen Zusammenhang zwischen intensiver Bewegung und vermindertem Tumorwachstum nahe. Die Forscher studierten das Immunsystem von Mäusen mit fünf verschiedenen Tumoren, die täglich vier Kilometer in einem Laufrad rannten, und stellten fest, dass deren Körper sich durch diese regelmäßige Bewegung besser gegen Krebszellen wehren konnten.

Nach vier Wochen war eine Verkleinerung des Tumors von durchschnittlich 50 Prozent messbar. Wie stark der Tumor geschrumpft war, hing von der jeweiligen Krebsart ab. Dabei spielten Adrenalin und das Eiweiß IL-6, Interleukin-6, eine große Rolle. Bei Mäusen, die körperlich aktiv waren, stieg der Adrenalinwert. Adrenalin ist ein Hormon, das in der Nebenniere produziert wird und das Immunsystem stimuliert, um Zellen, die gegen den Krebs kämpfen, in die Blutbahn zu befördern. Das Eiweiß IL-6 setzt sich bei der Kontraktion der Muskeln frei und spürt die Krebszellen auf. Zum ersten Mal wurde damit bewiesen, dass Bewegung einen positiven Effekt im natürlichen Kampf gegen den Krebs haben kann. Wie lang und wie intensiv sie idealerweise sein sollte, muss noch genau untersucht werden.

Die Wissenschaft forscht weiter, aber Ergebnisse wie diese machen Hoffnung und motivieren. Jetzt ist nur noch zu hoffen, dass wir Menschen den Mäusen ein wenig ähneln.

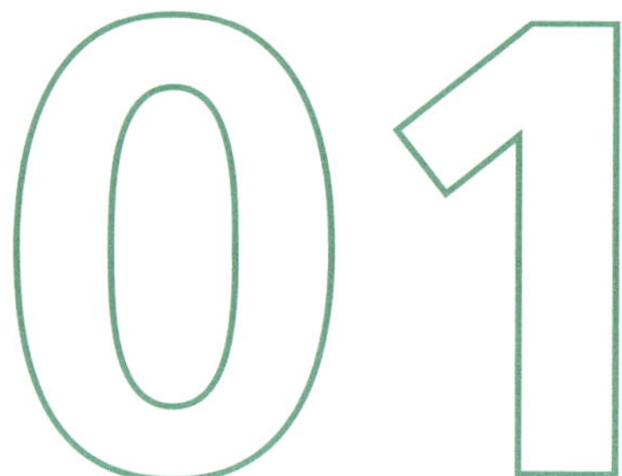

01

DEN ANFANG WAGEN

KAPITEL

01

DEN ANFANG WAGEN

Als ich meine Krebsdiagnose erhielt, war ich ziemlich enttäuscht von meinem Körper. Ich hatte doch gut auf mich geachtet, mich gut ernährt und regelmäßig Sport getrieben! Und trotzdem hatten meine Zellen es nicht geschafft, eine Mutation und die Tumorbildung zu verhindern, trotzdem arbeiteten sie nicht richtig. Ich fühlte mich stark, ich fühlte mich gesund, obwohl in meinem Körper etwas schrecklich falsch lief.

— Nicht nur die Diagnose an sich war ein Schock für mich. Ich konnte absolut nicht begreifen, wie es sein konnte, dass ich körperlich nichts von dem Krebs spürte. Ich fühlte mich weder krank noch müde, ich hatte genauso viel Energie wie immer. Nichts wies darauf hin, dass irgendetwas nicht in Ordnung war. Warum ließ mein Körper mich so im Stich? Würde ich in der Zukunft jemals wieder die Alte sein und zu meiner früheren Fitness zurückkehren können? Und würde ich wieder richtig gesund werden? Ich hatte Angst, mein Körper könnte versagen. Angst, mich nicht mehr auf ihn verlassen zu können, nicht mehr in dem Tempo leben zu können, das ich gewohnt war. Angst, keine Trainingsstunden mehr geben zu können. Ich fühlte Enttäuschung und Unsicherheit.

Die Wahrscheinlichkeit, dass auch dein Körper nicht das tut, was du von ihm gewohnt bist , ist groß. Jedenfalls tut er das im Moment nicht. Du verspürst heftige Müdigkeit, deine Muskeln sind steifer geworden oder vielleicht leidest du auch unter Lymphödemen. Wenn du gerade ein Stoma hast, also einen künstlichen Ausgang im Bauchraum, macht dich das erst recht unsicher – oder bereitet dir dein Reizdarm Sorgen? Hält deine Perücke auch bei heftigem Rückenwind? Und hoffentlich wird dir beim Spazierengehen nicht wieder schlecht. Es gibt so vieles, was dich zweifeln lässt, ob du jemals wieder so aktiv sein kannst wie vor deiner Erkrankung. Aber sieh es als Pluspunkt an, dass du dir darüber Gedanken machst. Du bist dir der Sache bewusst und willst daran arbeiten, wieder in Bewegung zu kommen. Am Anfang steht also die Bestandsaufnahme.

SEI ACHTSAM BEI VORERKRANKUNGEN:

- Haben dir deine Ärzte seit deiner Diagnose schon mal gesagt, dass du auf dein Herz achten sollst, und dir Bewegung und Sport nur unter ärztlicher Kontrolle empfohlen?
- Bekommst du bei Anstrengung Schmerzen in der Brust?
- Wird dir bei einer bestimmten Anstrengung öfter schwindelig?
- Oder gibt es andere Gründe, warum du dich nicht anstrengen solltest?

Mit Herzproblemen ist nicht zu spaßen, und du solltest die Empfehlungen deiner Ärzte auf jeden Fall ernst nehmen. Um besser einschätzen zu können, wie es um dich steht, empfehle ich dir den sog. PAR-Q-Fragebogen (Physical Activity Readiness Questionnaire), der von der *Canadian Society for Exercise* entwickelt wurde und in regelmäßigen Abständen ergänzt und aktualisiert wird. Der Fragebogen soll dir helfen, herauszufinden, ob du vor (Wieder)-beginn deiner körperlichen Aktivität oder Sport zur Untersuchung zu deinem Arzt oder zu deiner Ärztin gehen solltest. Im PAR-Q sind neben Fragen zur Herzfunktion, zur Atmung und zu Blutdruckproblemen auch das Thema Schwindel oder Knochen- und Gelenkprobleme enthalten. Kannst du eine oder mehrere Fragen mit JA beantworten, solltest du bevor du (wieder) sportlich aktiv wirst deinen Arzt oder deine Ärztin aufsuchen und dich untersuchen und beraten lassen. Am besten geht ihr den Fragebogen gemeinsam durch, um herauszufinden, ob es Anzeichen dafür gibt, dass es besser wäre, noch ein wenig zu warten, bevor du wieder größere körperliche Anstrengungen unternimmst.
Weitere Informationen zum PAR-Q findest du unter : https://eparmedx.com, deutsche Übersetzungen gibt es im Netz – einfach mal googlen.

Wie du nun bereits weißt: Der Physical Activity Readiness Questionnaire (PAR-Q) ist ein kurzer Fragenkatalog, der Informationen für medizinisches Fachpersonal bündelt, sodass für Menschen mit Vorerkrankungen leichter das passende Training gefunden werden kann. Für die meisten Menschen birgt körperliche Anstrengung keine Gefahren oder Probleme. Aber es ist wichtig, anhand des Fragenkatalogs jene Personen aufzuspüren, für die körperliche Aktivität weniger geeignet ist oder die vorher medizinischen Rat einholen sollten.

KLEINER AUSFLUG IN DIE WISSENSCHAFT

Der Sportmediziner Daniel Fong und seine Kollegen untersuchten 2012 die Ergebnisse einer größeren Anzahl randomisierter kontrollierter Studien rund um körperliche Betätigung für Patienten nach Krebs. Ihre Schlussfolgerung war, dass körperliche Aktivität positive Effekte auf Physiologie, Körperzusammensetzung, Körperfunktionen, Psychologie und Lebensqualität von Frauen nach der Behandlung von Brustkrebs hat. Bei Menschen mit anderen Krebserkrankungen stellten die Forscher einen Zusammenhang zwischen körperlicher Aktivität, niedrigerem BMI und Gewicht, einer Erhöhung des maximalen Sauerstoffverbrauchs, höherem Leistungsvermögen und einer besseren Lebensqualität fest.

Vergiss nicht: Bewegung und Sport sorgen für bessere Lebensqualität, in körperlicher und mentaler Hinsicht. Würde jemand ein Medikament erfinden, das diese Wirkung mit sich bringt, wäre er sehr schnell ein gemachter Mann. Eine gute Lebensqualität ist wichtig, egal in welchem Kapitel der Krankheits- oder Lebensgeschichte, mit guten oder weniger guten Aussichten.

SO BEGINNST DU

Hast du dich schon vor deiner Erkrankung überdurchschnittlich viel bewegt, und hast du Ambitionen, gleich wieder (Top)-Leistungen abzurufen, solltest du eine sportärztliche Praxis aufsuchen. Mithilfe eines Tests wird dort zum Beispiel dein VO^2max gemessen, die maximale Menge Sauerstoff, die dein Körper in Energie umwandeln kann. Das ist ein guter Indikator, um herauszufinden, wo du konstitutionell stehst, und anhand der Testergebnisse kann ein individueller Trainingsplan für dich aufgestellt werden. Aber auch wenn du nicht ganz so große Ambitionen hast, solltest du vorab ärztlichen Rat einholen.

Mache dir in einem ersten wichtigen Schritt deine eigene Situation klar. Es ist eine Lebenslage mit Einschränkungen. Ich nenne das so, denn du bist »eingeschränkt«, bestimmte Dinge zu tun. Aber keine Panik, für jede Einschränkung gibt es eine Lösung.

Hierzu kann dir auf jeden Fall helfen, eine SWOT-Analyse zu erstellen. Das ist eine Methode, um Stärken, Schwächen, Chancen und Risiken eines Projekts, in diesem Fall deines Bewegungsprojekts, auszuwerten, damit ein bestimmtes Ziel, in diesem Fall mehr Bewegung, erreicht werden kann. Ein SWOT bezieht Merkmale aus der internen und externen Umgebung mit ein.

Deine Stärken und Schwächen, Chancen und Risiken zu evaluieren, kann dir dabei helfen, deinen Körper (wieder) kennenzulernen und dich mit ihm zu beschäftigen, mit deiner Persönlichkeit, deiner Situation. Dies ist einer der wichtigsten Schritte der ganzen Strecke und braucht Zeit.

»Du musst nicht großartig sein, um anzufangen, aber du musst anfangen, um großartig zu sein.«

ZIG ZIGLAR

SCHREIB DIR EINE LISTE MIT DEINEN STÄRKEN UND SCHWÄCHEN

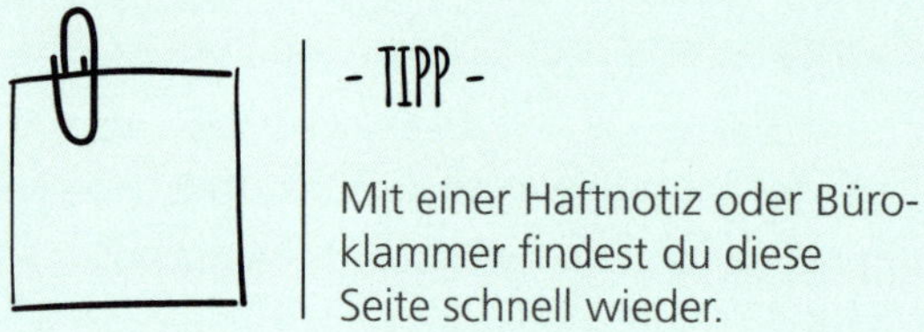

Jetzt beginnt die praktische Arbeit, indem du die ersten Dinge aufschreibst! Mache dir als Erstes eine Liste mit positiven Punkten (Stärken und Chancen) und negativen Punkten (Schwächen und Risiken) in deinem Leben und greife dir dafür verschiedene Themen heraus. Denk dabei an deine Gesundheit, deinen Körper, aber auch an deine Persönlichkeit und dein Umfeld. Bitte auch die Menschen, mit denen du zusammenlebst, Freundinnen, Freunde und den Kollegenkreis um Mithilfe. Vielleicht haben sie einen ganz anderen Blick auf deine Geschichte.

Liste 1: Wie steht es um **deine Gesundheit?**

☹ Ein Stoma kann sicher eine »Schwäche« sein. Genau wie Lymphödem, Herzbeschwerden, Erschöpfung, schwache Kondition, Bewegungseinschränkungen durch Amputation, Osteoporose, Neuropathien, Blutarmut, Muskelschwäche oder Schwindel. Wird dir schon beim Anblick dieser Liste schwindelig? Keine Sorge, du wirst schon bald ihren Nutzen erkennen. Und denk daran: Auch für viele »Schwächen« gibt es Möglichkeiten. Beim Stoma ist vielleicht Kontaktsport nicht so geeignet. Aber es gibt jede Menge andere Sportarten, die du problemlos ausüben kannst. Gleichgewichtsprobleme? Ein Hometrainer im Wohnzimmer ist sicherer als ein Fahrrad im dichten Verkehr. Leidest du unter einem »Chemo-Brain«? Schreib dir die Reihenfolge der Übungen auf einen Zettel und schäm dich bloß nicht, wenn du ab und zu spicken musst. Neuropathie (ja, so heißt das Zittern in den Fingern, mit dem es schwierig wird, etwas zu greifen)? Boule ist dann vielleicht nichts für dich, wenn du keine blauen Finger haben möchtest, denn die Wahrscheinlichkeit, dass du die schwere Kugel fallen lässt, ist groß.

7 der häufigsten Nebenwirkungen nach einer Behandlung:

1. Erschöpfung und Übelkeit
2. Muskel- und Gliederschmerzen
3. Operation: verringerte ROM (Range of Motion) in den Gliedern, ebenso Fibrose oder Gewebeveränderungen
4. Entfernung der Lymphknoten: Risiko für Lymphödem
5. Bestrahlung: Gewebeschäden, verbrannte und weniger geschmeidige Haut
6. Chemotherapie: krebsbedingte Erschöpfung und Neuropathie (neurologische Störungen)
7. Hormontherapie: Osteoporose

Ich bin davon überzeugt, dass du auch körperliche Stärken hast. Vielleicht hast du ein gesundes Gewicht, keine Rückenschmerzen und dein Körper erlaubt dir, spazieren zu gehen und im Garten zu arbeiten. Schläfst du gut? Oder warst du schon früher sportlich? Denke groß! Und bitte jemanden, den oder die du gut kennst, um ein Feedback.

☹	☺

Liste 2: Nimm deine **Persönlichkeit** unter die Lupe!

☹ Bist du ständig am Zweifeln? Denkst du jetzt schon, dass es doch nicht klappt, weil das beim letzten Mal so war? Oder bist du antriebsarm? Verspürst du Scham wegen deiner Situation und hast deshalb weniger Selbstvertrauen? Aus negativen Punkten können auch Möglichkeiten erwachsen. Möglichkeiten, die du vielleicht noch gar nicht im Blick hast.

☺ Du kannst dich gut durchsetzen? Es ist dir egal, was die Leute sagen, wenn du ohne Perücke herumläufst? Verlässt du gedanklich gern mal deine Komfortzone und schaust über den Tellerrand? Schreib alles auf, was dir einfällt. Deine Persönlichkeit kann Einfluss auf die Liste mit deinen körperlichen Schwächen und Stärken haben.

☹	☺

Liste 3: Dein **Umfeld** kann den Unterschied machen!

☹ Du wohnst in einer kleinen Wohnung an einer stark befahrenen Straße? Du hast keinen Stepper und auch kein Geld, einen anzuschaffen? Dein Fahrrad steht mit einem Platten in der Garage, und bei dem unsicheren Wetter bleibst du lieber drinnen?

☺ Du hast das Glück, direkt am Wald zu wohnen? Vielleicht hast du sogar einen eigenen Fitnessraum? Deine Kinder sind beim Ferienprogramm und du hast freie Zeit? Bei der Arbeit gibt es Leute, die dich motivieren?

☹	☺

So könnten deine ersten Listen aussehen. Die Listen müssen nicht vollständig sein, du kannst sie später weiterschreiben. Mit einer Haftnotiz oder Büroklammer findest du diese Seite schnell wieder.

Wie wär's mit einem Beispiel?

Vergleiche deinen Körper und deine aktuelle Situation mit einem Fahrrad, das etwas klapprig ist und repariert werden muss. Damit bei der ersten Radtour nichts schiefgeht, musst du dir die Schwächen klarmachen.

> Das Vorderlicht ist kaputt? Dann fahre lieber nicht im Dunkeln.
> Die Bremsen sind nicht tipptopp? Denk daran, wenn du einen Hügel hinunterfährst.
> Mit einem klapprigen Fahrrad solltest du im dichten Stadtverkehr besonders vorsichtig sein.

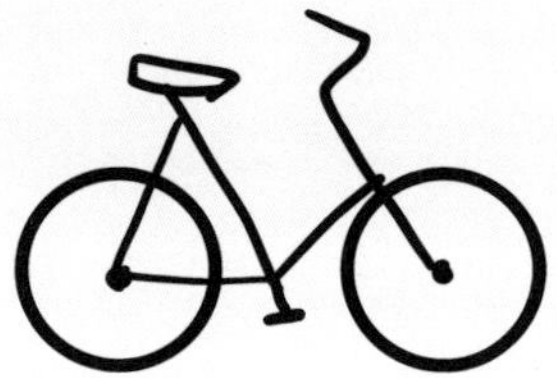

Ich hoffe, du verstehst, worauf ich hinauswill. Auch ich habe meine Schwächen. Ich leide zum Beispiel an einigen altersbedingten Problemen, und mein Knie hat im letzten Skiurlaub einen bösen Schlag abbekommen. Ich zweifle zu lange, bis ich mich für irgendetwas entscheide. Obwohl ich weiß, dass meine schnellen Entschlüsse oft die besten sind. Auch wenn ich viele Chancen bekommen habe und mein Umfeld an mich glaubt, muss mein Freund mir doch immer wieder sagen, dass ich mir mehr vertrauen soll. Und ich wohne in einem ruhigen Dorf und muss daher erst ein Stück bis zur nächsten Sportanlage fahren. Aber ich weiß, dass es für die meisten Schwierigkeiten eine Lösung gibt. Meine Knieprobleme haben mich dazu gebracht, Fahrrad zu fahren und das Joggen wegzulassen. Zweifle ich wieder einmal, habe ich gelernt, um Rat zu fragen, aber auch ab und zu impulsiv zu handeln. Aus Fehlern kann man lernen. Und das Online-Pilates-Training am Morgen passt perfekt in meinen Tagesablauf.

Nicht alles, was negativ ist, muss ein Minuspunkt sein

- Du bist ein Morgenmuffel? Dann plane nichts am Morgen.
- Du hast keinen Stepper? Brauchst du auch nicht. Eine halbe Stunde spazieren zu gehen bringt etwa 4000 Schritte.
- Die Beweglichkeit deiner Schulter ist eingeschränkt? Da kannst du sogar beim Duschen gegensteuern.

Schau dir die drei Listen die Woche darauf noch mal an und in der Woche danach wieder. Notiere dort etwas, kritzele hier, ergänze und streiche durch. Mache ein echtes Arbeitspapier daraus. Mithilfe dieser Listen ist es vielleicht schon möglich, zum ersten Mal über dein Ziel nachzudenken, über deinen Plan. Was erwartest du? Was willst du erreichen? Ist das realistisch? Glaubst du daran, dass es funktioniert? Und bis wann möchtest du es schaffen? Träume groß. Alles ist erlaubt. Im nächsten Kapitel wird es etwas konkreter. Dann sorge ich dafür, dass du wieder mit den Füßen auf dem Boden landest.

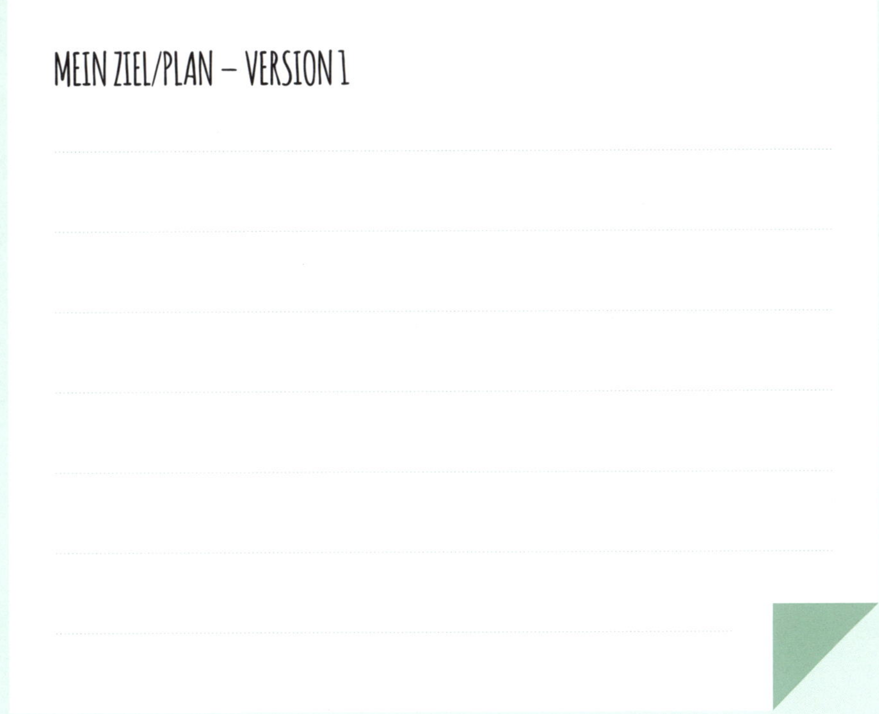

02

02

WAS SIND DEINE ZIELE?

KAPITEL

02

WAS SIND DEINE ZIELE?

Eine Freundin sagte einmal zu mir: »Du entscheidest nicht immer, was mit dir passiert, aber darüber, wie du damit umgehst.« Und sie hat recht. Wenn wir uns noch einmal an das Bild mit dem platten Fahrrad erinnern, bist du es, die entscheidet, wann es nötig ist, es in die Werkstatt zu bringen. Du bist es, die entscheidet, ob du jemals wieder Radfahren willst, wie weit, wie schnell und auf welcher Strecke.

— Deine Diagnose und deine Therapie hast du dir nicht ausgesucht. Es passiert einfach. Auch was die Folgen betrifft, hast du wenig Einfluss. Leukämie fordert deinen Körper anders heraus als Brustkrebs. Die Nachwirkungen einer Operation sind anders als die einer Chemotherapie. Jeden Tag zur Strahlentherapie ins Krankenhaus zu fahren, ist für den Körper vielleicht belastender, als jahrelang Hormone zu schlucken. Übelkeit, Angst, depressive Stimmungen, aber auch eine geringere Ausdauer oder Osteoporose können die Folge sein. Du aber hast in der Hand, wie du damit umgehst.

Ich selbst hatte wohl Glück im Unglück, denn mein Gewicht blieb stabil. Die Waage zeigte konstant 60 Kilo an, auch wenn mir klar war, dass meine Muskelmasse zurückging. Weniger Muskelmasse, mehr Fett. **Hab das im Blick.** Die Zahl auf der Waage sagt nicht alles. Durch die Krankheit oder einen großen Eingriff kann dein Stoffwechsel gestört sein, sodass du abnimmst. Die Wahrscheinlichkeit, dass das zuerst die Muskelmasse betrifft, ist groß.

Wenn sich deine Körperzusammensetzung ändert, leidest du an (sekundärer) SARKOPENIE. Die Muskelmasse nimmt ab, die Fettmasse nimmt zu. Das Risiko von Stürzen steigt dadurch. Lasse dich von einem Diätassistenten oder einer Diätassistentin beraten.

Erinnerst du dich daran, was ich über meine Brustamputation erzählt habe, und an den Arm, den ich nur bis auf Höhe des Nabels heben konnte? Nach acht Wochen außer Gefecht war mir Krafttraining mehr als willkommen. Bei mir in der Nähe gab es ein kleines Fitnessstudio, das ziemlich oldschool war, und ich entschied mich bewusst dafür, dort zu trainieren, sobald meine Gesundheit es zuließ. Das hieß für mich, meine Komfortzone ernsthaft zu verlassen: Ich hatte einen kahlen Kopf und nur eine Brust (ich habe mich bewusst gegen eine Perücke entschieden, die hätte doch ständig schief gesessen, ich kenne mich doch). Und in dem kleinen Studio kannten sich alle. Also ich als kleine Wurst zwischen all den gut gebauten Männern und Frauen mit straffem Busen, die zehn Mal so viel heben konnten wie ich. Aber ich hatte die Chance, mich selbst zu zeigen, mit meinen Schwächen, meinen Einschränkungen. Nach einiger Zeit wurden die Schwächen und Einschränkungen zu meinen Stärken. Und ich konnte den Respekt in den Augen der anderen Männer sehen.

Mein Ziel bestand darin, mehr Muskelmasse aufzubauen, ohne ein Kraftprotz zu werden. Welches Ziel, welche Ambitionen hast du? Und was ist dein Grund, deine Motivation, aktiver zu werden? Vielleicht steht ja die Besteigung der Zugspitze auf deiner Liste? Oder ein Halbmarathon? Dann lasse dich am besten sportmedizinisch begleiten. Bei einer solchen Untersuchung können dein Leistungsniveau festgestellt und zudem deine Erfolgschancen eingeschätzt werden. Und üblicherweise wird nach der Untersuchung dein persönlicher Trainingsplan erstellt. Mehr Informationen dazu findest du sicher auf der Website deiner Klinik.

Oder hast du nicht ganz so hohe Ziele und wünschst dir einfach nur dein »normales Leben« zurück? Willst du mit deinen Freundinnen wieder auf Städtetrips gehen und den Haushalt schaffen, ohne dabei nach Luft zu japsen? Möchtest du gern wieder arbeiten gehen oder Rasenmähen, ohne dir einen Rasenroboter zulegen zu müssen? Oder möchtest du mit deinen (Enkel-)Kindern im Garten Fußball spielen? Dann gibt es einfachere Wege, dein Startniveau herauszufinden.

Zum Beispiel verschiedene Tests, die du unter Aufsicht eines Personal Trainers absolvieren kannst. Hier geht es vor allem um physische, aber »submaximale« Testverfahren. Das bedeutet, dass du dabei nicht bis an deine Grenzen gehst. Konkret eignen sich die folgenden beiden Tests.

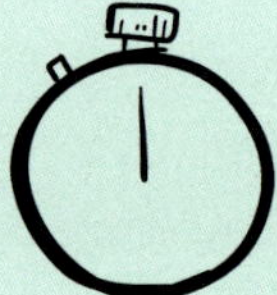

6MWT

Beim Sechs-Minuten-Gehtest wird die Entfernung gemessen, die du in sechs Minuten gehen kannst, und zwar auf ebenem Boden auf einer Strecke von dreißig oder fünfzig Meter. Mithilfe einer Formel wird dein körperliches Leistungsvermögen gemessen.

2UKK

Körperlich etwas herausfordernder ist der Zwei-Kilometer-Gehtest. Der Name sagt es schon: Gehe eine Strecke von zwei Kilometer in konstantem Tempo, wobei du deine Atmung kontrollierst. Bei diesem Test kann dein VO^2max-Wert berechnet werden.

MACHE EINEN ERSTEN CHECK-UP ANHAND DER SAS-SKALA

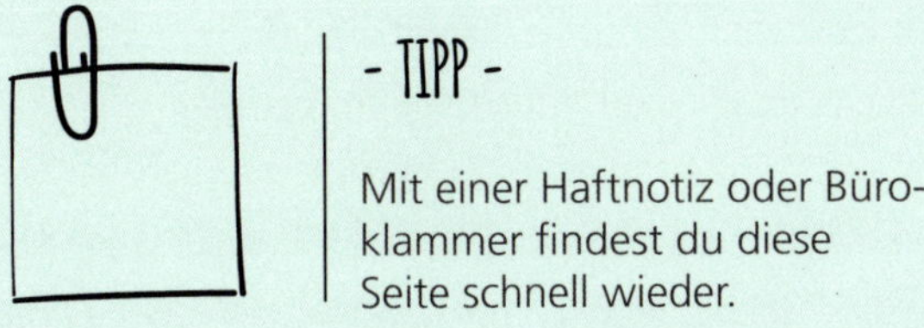

Den ersten Check-up kannst du ganz allein für dich durchführen, ohne Coach oder sportärztliche Unterstützung. Die Smiley-Analog-Skala (SAS) (Übersetzt und bearbeitet von Goldman und anderen 1981) hilft dir dabei. Beantworte die Fragen jeweils mit Ja oder Nein. Folge stets den Pfeilen und lies das Ergebnis in der untersten Reihe ab. Sei dabei ehrlich mit dir selbst, schätze dich nicht zu niedrig, vor allem aber nicht zu hoch ein. In einzelnen Feldern stehen drei Fragen. Wenn du zweimal mit Ja antwortest, machst du bei Ja weiter. Wenn du zweimal mit nein antwortest, dann folgst du dem Nein-Pfeil.

Folge den „Ja"- und „Nein"-Pfeilen und kreise den MET-Wert ein, der zu dir passt.

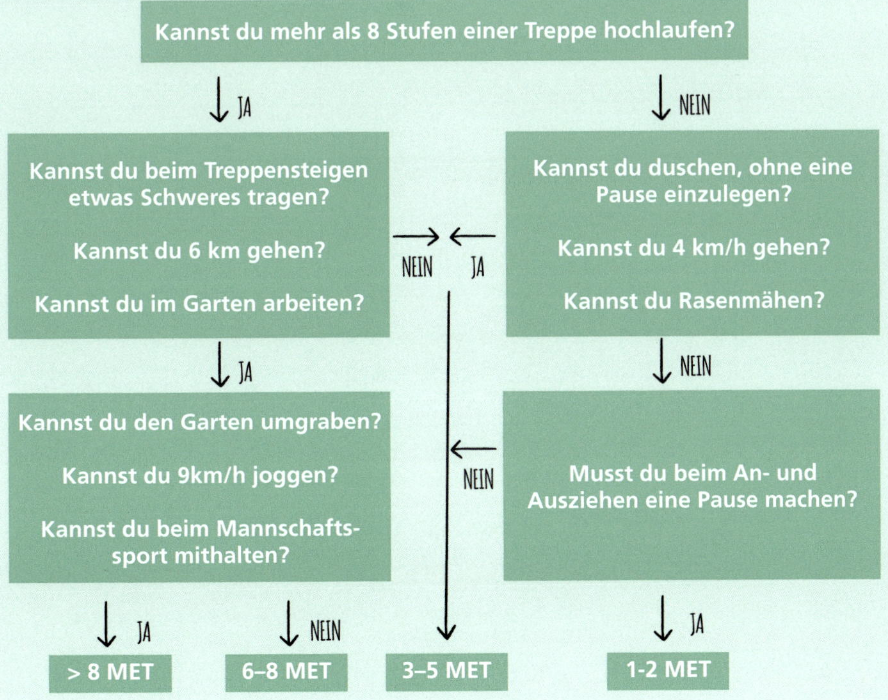

Wenn du die Fragen beantwortet hast, kommst du unten an die Felder mit den MET-Werten. »MET« steht hier für »Metabolisches Äquivalent«. Jeder Tätigkeit, jeder Aktivität wird ein bestimmter Wert zugeordnet, mit dem ausgedrückt wird, wie viel Energie es dich kostet, diese Aktivität auszuüben.

> Sitzen kostet wenig Energie und hat daher nur den MET-Wert 1. Langsames Spazierengehen hat den MET-Wert 3. Das heißt, dass Spazierengehen drei Mal so viel Energie kostet wie Sitzen.

Wenn du unter dem Diagramm ganz rechts ankommst, solltest du es am besten noch ganz ruhig angehen und Aktivitäten mit **MET 1–2** wählen.

> Steh jede halbe Stunde einmal auf und gehe ein paar Schritte. So vermeidest du, dass Muskeln und Glieder steif werden.
> Versuche, Aktivitäten einzuplanen, die wenig Energie kosten, wie Tischabräumen, Bettenmachen, Post aus dem Briefkasten holen.
> Verteile deine Aktivitäten über den Tag.
> Wiederhole deine Aktivitäten täglich, auch wenn es dir mal nicht so gut geht.

Wenn du beim An- und Ausziehen keine Pause brauchst, schaffst du es vielleicht sogar, mit **MET 3–4** loszulegen.

> Gehe langsam spazieren.
> Bestimme selbst das Tempo, wenn du Treppen steigst, und zwar ohne zusätzliches Gewicht (die Treppe ist das perfekte Fitnessgerät im Haus).
> Yoga könnte eine Option sein. Vielleicht probierst du auch ab und zu Poweryoga aus.
> Hausarbeit wie Putzen erhält einen höheren Wert als **MET 4.** Daher wirst du auch weiterhin so manche Aufgabe aufteilen müssen.

Sich draußen zu bewegen klappt schon ganz gut? Und Treppensteigen auch? Dann kannst du dich wahrscheinlich an **MET 6–8** wagen.

- Spring ab und zu mit den (Enkel-)Kindern auf dem Trampolin im Garten (MET 6,3) Draußen zu spielen hat einen höheren Wert als reine Fitness, und den Kindern macht es auch mehr Spaß.
- Gehe Radfahren, auch gegen den Wind. Aber liefere dir kein Wettrennen mit deinen Mitfahrenden, dafür ist es noch zu früh.
- Vielleicht ist das der richtige Moment, mit *Start 2 Run* zu beginnen? Eine gute Alternative, wenn du kein Lauf-Typ bist, ist *Start to walk*.
- Walken ist für die Knie weniger belastend und wirkt sich sicher auch positiv auf deine Kondition aus. Mehr dazu im Anhang bei den Leseempfehlungen.

Die Chance ist wahrscheinlich noch klein, aber wenn du ganz links unter dem Diagramm landest **(MET > 8)**, würde ich sagen: Gehe aufs Ganze. Fordere dich selbst heraus, sei aktiv, gehe ab und zu an deine Grenzen. Verabrede dich wieder jede Woche zum Tennis, gehe Inlinern, oder trainiere mit gutem Gewissen für einen Freizeitlauf in deiner Gegend im nächsten Jahr. Überleg dir ein Trainingsprogramm, aber hör weiterhin auf deinen Körper.

Spazierengehen und Spazierengehen sind zwei Paar Schuhe. Wenn du dich beim Spazierengehen an allen Blumen am Wegesrand erfreust, verbrauchst du weniger Energie als wenn du im tiefen Sand am Meer stramm läufst. Das Gleiche gilt fürs Radfahren. Rückenwind oder Gegenwind? Bergauf oder bergab? Elektrisch oder aus eigener Kraft? Entscheide selbst, was für dich machbar ist, ohne dass du Beschwerden wie Herzrasen, Kurzatmigkeit, Schwindel oder Übelkeit bekommst. Gehe auch hier nicht über deine Grenzen und achte immer bewusst darauf, wie dein Körper reagiert.

AM .... (DATUM) IST MEIN MET-WERT ....

DIESE BEWEGUNG IST MÖGLICH: ....

....

Egal, welchen Test du nutzt, wiederhole ihn regelmäßig. Dein Körper wird sich verändern. Und dein Startniveau daher auch.

- 24 Stunden nach der Chemo oder auch nach der Blutabnahme solltest du starke körperliche Anstrengung vermeiden.
- Zwei Tage Fieber? Ruh dich vier Tage aus.
- Vermeide Kontaktsport bei Knochenmetastasen oder Osteoporose. Auch bei einem Stoma ist das keine gute Idee.
- Bei Blutarmut solltest du es langsam angehen.
- Sei vorsichtig bei Aktivitäten mit hoher Infektionsgefahr.

WENIG INTENSIVE UND HOCHINTENSIVE AKTIVITÄT

— Jede regelmäßige Bewegung hat Auswirkungen auf Herzschlag und Atmung – das kannst du ganz einfach selbst ausprobieren. Lege dich auf den Rücken, strecke dich aus und fühle, wie deine Atmung ruhiger wird. Auch dein Herzschlag verlangsamt sich etwas. Dann stell dich aufrecht hin und bewege dich. Dein Körper braucht in diesem aktiven Moment mehr Energie, also auch mehr Sauerstoff. Du wirst schneller und tiefer ein- und ausatmen und dein Herz wird schneller pumpen müssen, um den Sauerstoff zu deinen Muskeln zu transportieren, damit du aktiv bleiben kannst. Je intensiver die Aktivität, desto schneller die Atmung, desto höher die Herzfrequenz.

Der Begriff »aktive Bewegung« ist natürlich relativ. Deine Therapie ist schon länger her? Dann ist die Situation eine ganz andere, als wenn du gerade erst eine Woche nach einem Eingriff das Krankenhaus verlassen darfst. Im ersten Fall kannst du vielleicht schon fünf Mal die Treppe hoch- und runtergehen, während im zweiten Fall dein Herz bereits schneller schlägt, wenn du nur aus dem Bett steigst. Machbarkeit sagt also nicht nur etwas über die Aktivität aus, sondern auch über die Art und Weise, wie dein Körper darauf reagiert.

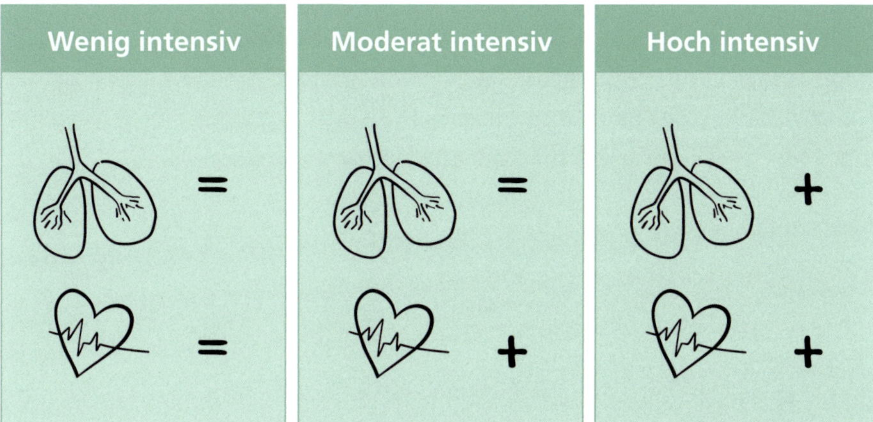

- Im Wald zu spazieren und dabei mit den Vögeln zu pfeifen, ist für dich vielleicht eine **wenig intensive Aktivität**. Höchstwahrscheinlich wird auch dein Herz dabei kaum schneller schlagen. Es ist eine Bewegung der Ruhe und des Genießens, was auch ein wichtiger Aspekt deines Bewegungsprogramms ist. Dein Körper bleibt geschmeidig, deine Muskeln sind beweglich und deine Gelenke sind gut geschmiert. Vergleiche es mit einem Fahrrad, das gerade geölt wird. Es ist ein Moment, in dem du dir bewusst machen kannst, was du fühlst, hörst, siehst, riechst. Am besten in der Natur, wo du Blumen siehst und Gras riechst. Und wenn du es körperlich nicht schaffst, in den Park oder in den Wald zu gehen, ist vielleicht der Garten eine gute Alternative. Oder steh öfter mal vom Sofa auf, dreh eine Runde um den Tisch und erfreue dich an dem Blumenstrauß, den du dir selbst als Belohnung geschenkt hast. Belohnung? Welche Belohnung? Ja, belohn dich selbst. Du verdienst es.

- Bei einer idealen Aktivität schlägt dein Herz zwar schneller, aber du kannst deine Atmung noch kontrollieren und du kannst dich nebenher unterhalten. Dein Körper sollte einen Trainingsreiz haben, deine Ausdauer trainiert werden. Man nennt es **moderat intensive Aktivität**. Einmal kann ein Spaziergang moderat intensiv sein. Nach einer schlechten Nacht kann sich derselbe Weg aber viel schwerer anfühlen. Achte daher bewusst auf deine Atmung. Das ist das ideale Niveau für dich: Du wirst gesünder und stärker, ohne zu übertreiben.

- Beginne nicht zu schnell mit **hoch intensiven Aktivitäten**, wenn dein MET-Wert unter 8 liegt. Es ist nicht Sinn der Sache, dass du Muskeln und Körper zum Äußersten treibst. Es ist vor allem wichtig, sich langsam zu steigern und so den eigenen Körper neu kennenzulernen, Schritt für Schritt.

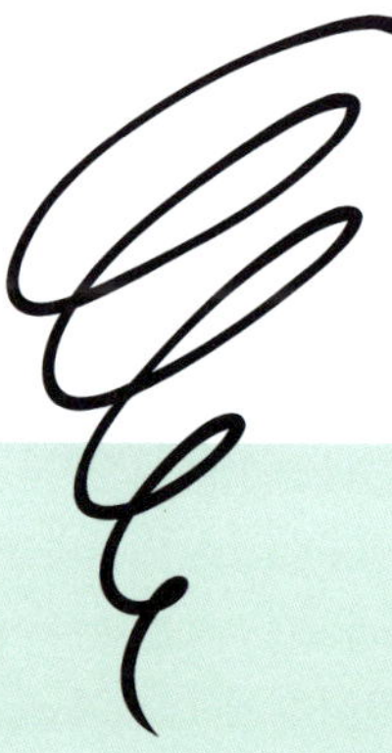

RAUS AUS DER SPIRALE DER SITZENDEN LEBENSWEISE

Der Begriff **Sitzende Lebensweise** beleuchtet, wie viel und wie lange wir sitzen. Er umfasst alle sitzenden und liegenden Aktivitäten, bei denen wir sehr wenig Energie verbrauchen. Gehen gehört nicht dazu. Sitzende Lebensweise ist nicht dasselbe wie **Inaktivität.** Jemand, der acht Stunden am Tag am Bildschirm arbeitet, aber abends zum Sport geht, ist nicht inaktiv, doch seine Lebensweise ist sitzend. Die sitzende Lebensweise ist dafür mitverantwortlich, dass unser Körper, unsere Fahrradkette, sich verhakt. Wenn du eine Behandlung vor dir hast, ist die Wahrscheinlichkeit sehr groß, dass du schon eine gewisse Zeit davor wenig oder gar nicht aktiv bist, was verständlich ist. Nach einer längeren Zeit der Ruhe und Unbeweglichkeit nimmt dann deine Kondition immer mehr ab.

- Je schlechter deine Kondition ist, desto schwieriger wird es für dich, aktiv zu werden.
- Je weniger aktiv du bist, desto größer ist dein Gefühl der Erschöpfung.
- Du fühlst dich erschöpft? Dann wirst du vermutlich nicht aktiv werden.

Eine sitzende Lebensweise hat auch oft negativen Einfluss auf die allgemeine Fitness und kann zu Muskel-, Gelenk- und Nervenbeschwerden führen. Chemo- und Strahlentherapie können Herz- und Gefäßerkrankungen verursachen. Das alles macht es für die Patienten noch schwerer, mit dem Sport zu beginnen. Die Inaktivität sorgt für sinkende Ausdauer und ein erhöhtes Risiko für verschiedene chronische Beschwerden wie Übergewicht, Bluthochdruck, Diabetes Typ 2. Es ist wichtig, aus dieser Abwärtsspirale herauszukommen. Wage darum den ersten Schritt. Auch wenn es nur ein kleiner Schritt ist, ist es der erste Schritt in die richtige Richtung.

- TIPP 5 -

Runter vom Sofa, egal wie schlecht du dich fühlst. Schon kleine Schritte sind groß.

WELCHE BEWEGUNGSARTEN MAGST DU?

Stehen, Treppen steigen, spazieren gehen, laufen. »Wir sind nicht mit einem Fahrrad zwischen den Beinen geboren«, sagte der belgische TV-Regisseur Arnout Hauben einmal. Zu Fuß gehen, mit allen Varianten, ist eine einfache und günstige Form der Bewegung. Sobald du morgens auf»stehst«, ist dein Körper in Bewegung. Aber gehst du denn gern spazieren? Oder sind dir Schwimmen oder Tanzen lieber? Was dir als Kind Spaß gemacht hat, das magst du wahrscheinlich immer noch, auch wenn du es lange nicht versucht hast.

- Als Babys haben wir mit unseren Füßen gespielt. Wenn wir das immer weitergemacht hätten, wären wir jetzt sehr gelenkig.
- Als Kind saßen wir auf dem Boden und haben mit Bauklötzen gespielt. Danach sind wir aufgesprungen, um zu zeigen, wie stolz wir darauf waren. Wenn wir so weitergemacht hätten, hätten wir starke Beinmuskeln.
- Als Kleinkinder sind wir ständig gerannt, was für unsere Eltern anstrengend war. Wenn wir das weitergemacht hätten, wäre unsere Kondition top.
- Als Kinder sind wir auf dem Gehsteig balanciert, auf weißen Linien oder Mäuerchen. Das ist Training für einen guten Gleichgewichtssinn.

Reise einmal in die Zeit zurück und denke darüber nach, was du in deiner Kindheit gern gemacht hast. Bist du jede Woche zum Fußballspielen in den Park gegangen? Oder in die Tanzschule? Musstest du mit dem Rad zur Schule fahren? Du bist nicht zu alt, um Fußball zu spielen. Und ja, Tanzen ist auch etwas für Erwachsene, in der Gruppe oder auch allein zu Hause. Stell gute Musik an und lasse dich so richtig gehen. Ein Hometrainer im Wohnzimmer ist eine gute Alternative zum Fahrrad.

»Es ist nicht von Bedeutung, wie langsam du gehst, solange du nicht stehenbleibst.«

KONFUZIUS

Wieder aktiv zu werden, hat viele Vorteile:

- Wir wahren und stärken unsere Kraft und Ausdauer.
- Schmerz, Erschöpfung, Übelkeit und andere negative Nebenwirkungen der Therapie nehmen ab.
- Ein Neubeginn birgt die Chance, uns zu entwickeln und unseren eigenen Weg neu zu finden.
- Auf diese Weise erfüllen wir die allgemeine Norm der gesunden Bewegung.

Laut WHO umfasst die allgemeine Norm der gesunden Bewegung 150 Minuten moderate Aktivität pro Woche, zweimal 30 Minuten Krafttraining pro Woche und zwischendurch Stabilitäts- und Mobilitätsübungen.
Blättere zurück auf Seite 37 und sieh dir die erste Version deiner Ziele/deines Plans noch einmal an, die du im weißen Rahmen notiert hast. Willst du etwas verändern? Vielleicht etwas konkretisieren? Du darfst noch träumen, aber vielleicht werden deine Pläne jetzt schon etwas realistischer. Hast du beim ersten Ausfüllen noch an tägliche Radtouren von 20 Kilometern gedacht? Pass das ruhig an – täglich eine Viertelstunde auf dem Hometrainer tut es auch. Überleg dir immer mehr, was in absehbarer Zeit für dich machbar ist.

MEINE ZIELE/MEIN PLAN – VERSION 2

03

03

RICHTIG PLANEN

KAPITEL

03

RICHTIG PLANEN

Inzwischen weißt du, in welcher Verfassung dein »Fahrrad« ist. Du bist dir der Mängel bewusst. Blättere ruhig noch einmal zur Liste deiner Stärken und Schwächen auf Seite 33–35 zurück. Jetzt geht es darum, mit diesen Einschränkungen einen ersten Plan aufzustellen, denn du bist an Punkt A und willst zu Punkt B, was auch immer B sein mag. Ist es die Besteigung der Zugspitze? Ist es eine Städtereise? Geht es darum, zehn Minuten auf dem Hometrainer zu radeln? Das Wichtigste ist, dass du etwas für deine Gesundheit tun willst. Und darum ist es wichtig, dass du Pläne machst, denn Planen ist die Voraussetzung fürs Handeln.

— Natürlich könntest du auch einfach anfangen, ohne nachzudenken. Dir dein Fahrrad schnappen und losfahren. Wohin? Wie lange? Wo legst du einen Zwischenstopp ein? »Keine Ahnung, wir schauen mal, wo wir landen.« In deiner Situation wäre das eine schlechte Idee. Denn die Wahrscheinlichkeit, dass du aufgeben musst, weil die Fahrt zu weit ist, wäre groß. Was, wenn du unterwegs Hunger bekommst und nichts zu essen dabeihast? Und wenn du dich mit niemandem verabredet hast und Regenwetter ist, ist es auch denkbar, dass du gar nicht erst losfährst.

Die Botschaft ist also: vorausplanen. Struktur verschafft deinem Kopf Ruhe, sodass du dich auf die wichtigen Dinge in deinem Leben konzentrieren kannst. Nenn es Zeitmanagement. Plane Zeit für deine Gesundheit ein, Zeit für Bewegung, Zeit für deine Prioritäten. Wenn du Pläne machst, verabschieden sich auch oft die Ausreden, nichts zu tun, so wie »Keine Zeit«, »Es regnet, werde ich dann nicht schneller krank?« oder »Sollte ich mich nicht lieber ausruhen?«.

Ich habe es zuvor schon geschildert: Vor meiner Diagnose war ich immer sehr beschäftigt. Ich hatte eine volle Stelle und habe abends Fitnesskurse gegeben. Zu Hause warteten der Haushalt und eine sechsjährige Tochter auf mich. Ich hatte Stress, Stress, Stress. Bis eine Woche nach der Diagnose mein Leben vollkommen zum Stillstand kam. Ich durfte nicht mehr arbeiten, und die Fitnesskurse wurden für einige Monate ausgesetzt. Nie zuvor hatte ich Pläne schmieden müssen, denn mein Kalender war immer voll, und jede Woche lief nach demselben Schema ab. Plötzlich aber war mein Kalender leer. Von viel zu viel nach nichts. Langeweile machte sich breit, denn Hobbys hatte ich nicht. Ich erinnere mich noch an eine Zeit während meiner Behandlung, als ich bei den Nachbarn Playstation gespielt habe, um mir die Zeit zu vertreiben. Körperlich wäre ich wahrscheinlich schon in der Lage gewesen, einkaufen zu gehen, zu kochen, etwas im Haushalt zu tun, aber ich bekam organisatorisch nichts auf die Reihe. »Dann lieber nichts.« Vielleicht erkennst du dich darin wieder, wenn du auch zu Hause hockst. Je mehr Zeit du hast, desto weniger geschieht. »Ein schlechter Tag? Ich mache es morgen.« »Ein guter Tag? Ich mache alles, was ich letzte Woche nicht erledigt habe.« Das Ergebnis sind mehr schlechte Tage, weil du dich vollkommen leer fühlst. Bei mir gab es oft nur alles oder nichts.

Vielleicht befindest du dich aber auch in einer ganz anderen Situation: Du bist schon wieder am Arbeiten und findest keine Zeit mehr für dich. Und wenn du doch einmal Zeit hast, liegst du bestimmt völlig fertig auf dem Sofa. Die Erschöpfung dehnt sich wie Kaugummi. Zu viel ist einfach zu viel.

Erschöpfung ist eine der häufigsten Nebenwirkungen einer Krebserkrankung. Ungefähr 70 Prozent der Patienten und Patientinnen machen nach der Behandlung diese Erfahrung. Ursache können sowohl die Krankheit als auch die Therapie sein, aber auch eine Operation und die anschließende Schonung führen zu Erschöpfung. Ausruhen und Schlafen helfen nicht immer. Gehe daher kreativ mit deiner Zeit, deiner Arbeit, deiner Familie, deinen Aufgaben, deinem Ruhebedürfnis um. Strukturiere, teile auf, plane.

WIE LEGST DU AM BESTEN KONKRET LOS?

Ich arbeite gern mit einem gedruckten Kalender und benutze Kugelschreiber, Buntstifte und Haftnotizen, ich zeichne und kritzele gern. Cleo, eine Klientin von mir, trug alles in ein »Krebskranker-Buch« ein. Mich hat der Name erschreckt, den sie ihrem Tagebuch gab. Es klang so heftig. Aber mir wurde schnell erklärt, dass es ein »Krebskr-⚓«-Buch ist. Der Anker ist ihr ein Halt, etwas, auf das sie zurückgreifen kann, wenn sie fühlt, dass sie vom Weg abkommt. Die Bedeutung war also nicht heftig, sondern schön.

- Benutzt du auch am liebsten einen altmodischen gedruckten Kalender? Dann blättere auf den ersten Montag und streiche in der folgenden Woche alle freien Momente an. Nimm dafür gerne eine grelle Farbe. Auch dein Kalender darf Optimismus ausstrahlen.
- Wenn du keinen gedruckten Kalender benutzt, kannst du auch das Schema auf der nächsten Seite verwenden. Oder übertrage es in dein persönliches Notizbuch.
- Du hängst an deiner elektronischen Version? Dann sei wachsam. Denn es macht wenig Mühe, in diesen Kalendern Aktivitäten zu verschieben. Nur ein paar Klicks und weg sind sie. Genau darum kann ein gedrucktes Exemplar die bessere Wahl sein.

»Pläne sind nichts.
Planung ist alles.«

DWIGHT D. EISENHOWER

PLANE ZWEI FREIE ZEITRÄUME FÜR BEWEGUNG EIN

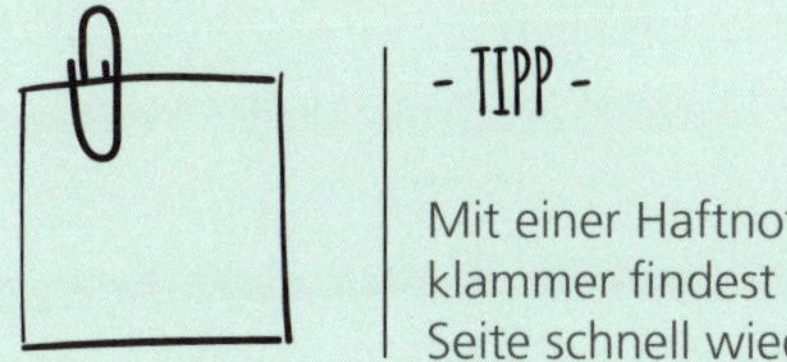

- TIPP -

Mit einer Haftnotiz oder Büroklammer findest du diese Seite schnell wieder.

Tag	Datum	Tageszeit	Termin	
Montag	....	Vormittag	Kinder zur Schule	
Dienstag	....			
		Abend	Freunde zu Besuch	
Mittwoch	....			
Donnerstag	....			
		Nachmittag	Frei zwischen 14 und 16 Uhr	
Freitag	....	Vormittag	Jährliche Kontrolle bei der Onkologin	
Samstag	....	Vormittag	Frei zwischen 9 und 11 Uhr	
Sonntag	....			

VERGISS NICHT, FÜR JEDE WOCHE NEBEN DEM WOCHENTAG DAS DATUM ZU NOTIEREN.

- Vergiss nicht, für jede Woche neben dem Wochentag das Datum zu notieren.
- In jedem Abschnitt notierst du die Zeitspanne, an der du die Möglichkeit zur Bewegung hast.
- Alle Verabredungen kommen in den Kalender, inklusive Wegezeit oder Vorbereitungszeit.
- Trage ganz rechts vielleicht auch noch die Wettervorhersage ein, so bist du besser vorbereitet.

Ich hoffe, du schaffst es irgendwann, jeden Tag einen Zeitraum von dreißig Minuten für Bewegung vorzusehen. Aber auch zwei kürzere Zeiträume sind ein guter Anfang. Wenn dir auch das schwerfällt, dann versuche es zunächst einmal mit drei Zeiträumen von zehn Minuten pro Tag. Auch in einem vollen Kalender gibt es diese kleinen freien Momente. Morgens könnte ideal sein – dann musst du zwar etwas früher aufstehen, aber dafür vermisst dich um diese Uhrzeit auch niemand. Oder nimm dir abends die Zeit. Vielleicht während du üblicherweise eine Serie schaust?

PLANE SMART

Wenn du planst, dann fange es schlau an – oder eben SMART:

- **Spezifisch**
- **Messbar**
- **Akzeptabel**
- **Realistisch**
- **Terminiert**

Die pure Absicht, ein Vorhaben oder vage Ideen führen meist zu nichts. Haben wir nicht schon alle schon einmal davon geträumt, fünf Kilo abzunehmen oder drei Mal pro Woche zehn Kilometer joggen zu gehen? Aber mit Träumen allein ist es nicht getan. Ein Plan wird dir helfen, die Sache Schritt für Schritt anzugehen. Gerade, wenn du weißt, was du erreichen willst, aber noch nicht genau wie.

IST DEINE AKTIVITÄT SPEZIFISCH, REALISTISCH, MESSBAR, AKZEPTABEL UND TERMINIERT?

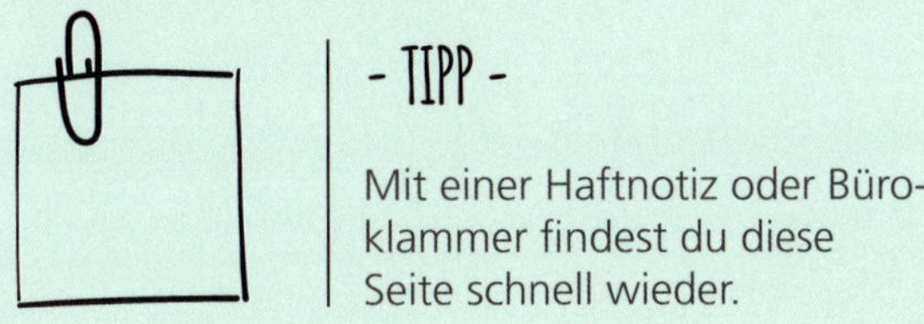

- TIPP -

Mit einer Haftnotiz oder Büroklammer findest du diese Seite schnell wieder.

Spezifisch	Messbar
Was? Wann? Wo? Mit wem?	Akzeptabel
Realistisch	Terminiert

1. Bei **spezifisch** stellst du dir am besten die folgenden Fragen: Was, wann, wo, mit wem?

Was wirst du tun? Wenn du in der Klinik einen Konditionstest gemacht hast, dann weißt du genau, welche körperlichen Aktivitäten möglich sind. Wenn du dich für die Spezifische Aktivitätsskala (SAS) entscheidest, um dein Level zu bestimmen, dann kann der MET-Wert Klarheit bringen. Aber eins ist sicher: Du kannst loslegen. Wie du sicher schon bemerkt hast, nehme ich gern den Spaziergang als Beispiel: Das ist eine körperliche Aktivität, die für jeden machbar ist. Du kannst schlendern, marschieren oder durch die Gegend tigern – all das ist Gehen im weitesten Sinne. Es ist überall möglich, auf dem Weg zum Supermarkt, im Wald oder die Treppe hoch. Du möchtest gleich mit Powerwalken starten oder mit Joggen? Spazierengehen bildet hierfür immer wieder aufs Neue die Basis.

WELCHE KÖRPERLICHE AKTIVITÄT WÄHLST DU?

....

....

Wann? Schnapp dir deinen Kalender und suche nach freien Zeiträumen. Momente, von denen du glaubst, dass sie perfekt in deinen Alltag passen. Du bist kein Morgenmensch? Dann zwing dich nicht, morgens gleich in Aktion zu treten. Du hast noch Kinder, die das ganze Haus auf den Kopf stellen, wenn du nur kurz weg bist? Dann versuch einfach, zehn Minuten Zeit zum Spazierengehen einzuplanen, wenn die Kinder in der Schule sind. Du hast wirklich wenig freie Zeit? Dann kombiniere die Bewegung mit Aufgaben aus deinem Alltag. Ich gebe zum Beispiel gern den Tipp, morgens zu Fuß zum Bäcker zu gehen. So hast du frisches Brot im Haus, genießt einen schönen Morgenspaziergang und hast garantiert Energie für den Rest des Tages.

Eine Yoga-Einheit liegt dir mehr? Verbinde sie mit deinem Morgen- oder Abendritual. Mache Gleichgewichtsübungen, wenn du kochst, oder Core-Training, wenn du auf den Zug wartest. Es gibt viele Möglichkeiten. Suche aus deinen freien Zeiträumen zwei aus, die dir am besten passen. Nimm eine Neonfarbe, dann fällt dir der Eintrag sofort ins Auge, wenn du den Kalender aufblätterst.

ZEITRAUM 1: ....

ZEITRAUM 2: ....

Wo? Blättere hierfür zurück zur SWOT-Analyse, zum Unterpunkt »Umfeld«. Welche Möglichkeiten bietet dein Wohnort? Ein Park oder ein Wald sind ideal, um Energie zu tanken. Vielleicht kannst du auch das Laufband bei dir im Keller für deine täglichen Schritte nutzen. Und bestimmt gibt es irgendwo in deiner Nachbarschaft einen Bäcker, bei dem du nach deinem Spaziergang ein frisches Brot kaufen kannst. Wenn es doch zu weit ist und du das Auto brauchst, um einkaufen zu gehen, dann parke etwas vom Laden entfernt. Selbst ein so kurzer Gang hat sowohl physisch als auch psychisch einen positiven Effekt auf dich.

Lege den Ort oder den Radius fest, in dem du dich bewegen möchtest, und beschreibe ihn mit schönen Worten, zum Beispiel »Märchenwald«, »Blumendorf«, »Bester Bäcker im Dorf«. Klebe an Hometrainer oder Laufband Haftnotizen mit schönen Sprüchen oder Texten und zaubere so daraus ein Fitnessgerät, mit dem du positive Gedanken verbindest..

ORT: ....

Mit wem? Der Mensch ist ein soziales Wesen und immer auf der Suche nach Verbindungen zu anderen. Nach der Selbstbestimmungstheorie haben wir dieses Bedürfnis, um motiviert zu bleiben. Der *Partner in Crime* kann dir einen Schubs verpassen. Der Freund, die Kollegin oder der Nachbar können diejenigen sein, die dir Mut machen, heute aktiv zu werden, auch wenn dir gar nicht danach ist. Er oder sie kann sogar dafür sorgen, dass die Grillen in deinem Kopf für ein Weilchen vertrieben werden. Als ich krank war, wurde mir oft gesagt: »Wenn ich etwas tun kann, um dir zu helfen, dann lasse es mich wissen.« Genau diese Leute kannst du fragen, ob sie mit dir spazieren gehen oder dir beim Einkaufen helfen wollen, wenn es für dich noch schwierig ist, oder ob sie einfach bei dir sein könnten, wenn es dir auf dem Hometrainer zu viel wird. Sieh diese Person als deinen Buddy an, als Komplizen, und vielleicht bald auch als Freund oder Freundin.

SCHREIBE DIE NAMEN DER MÖGLICHEN PERSONEN AUF. WÄHLE MEHRERE BUDDYS. SIE SIND EIN WICHTIGES BACK-UP.

DIE SELBSTBESTIMMUNGSTHEORIE

Die britischen Forscher Deci und Ryan gehen davon aus, dass wir Menschen stets den Willen haben, uns zu entwickeln, und zwar mithilfe der folgenden drei Grundbedürfnisse: Autonomie, soziale Eingebundenheit und Kompetenz.

- Autonomie ist die Möglichkeit, selbst zu entscheiden, was und wann du etwas tust. Du entscheidest selbst, auf welche Art du dich bewegst und wann du es einplanst.
- Bei der sozialen Eingebundenheit geht es vor allem darum, mit anderen Menschen in Kontakt zu treten. Suche dir daher deine Buddys oder bewege dich zusammen mit Leidensgenossen, wenn du dazu Lust hast.
- Auch Kompetenz brauchst du, du willst das Gefühl haben, dass du fähig bist, die Aktivität zu schaffen. Schreibe dir daher einen realistischen Plan und glaube an dich selbst.

Hab diese drei Bedürfnisse im Kopf, wenn du deinen ersten Bewegungsplan aufstellst.

2. Dein Plan sollte für dich selbst **messbar** sein. Lege daher zum Beispiel einen Spazierweg fest. Entscheide selbst, wie schnell du gehen willst. Moderat intensives Gehen hat den besten Effekt. Du solltest dabei reden können, aber der Herzschlag darf gern etwas in die Höhe schießen. Nutzt du einen Pulsmesser oder einen Schrittzähler? Vielleicht wäre das eine sinnvolle Anschaffung. Wenn du Krafttraining machen willst, dann lege vorher die Zahl der Wiederholungen fest. Zu Beginn können drei Mal acht Wiederholungen ideal sein. Arbeite mit deinem eigenen Körpergewicht statt mit schweren Hanteln. Wenn du unter Neuropathie leidest, können dir die Gewichte sonst zusätzliche Schwierigkeiten bereiten. Dein Körpergewicht bei einer Kniebeuge reicht aus, um Beine und Po zu trainieren. Du kannst dich dafür auch auf eine Stuhlkante setzen und aus dieser Position aufstehen.

Wie willst du deine Aktivität messen? Es gibt viele Apps und Smartwatches, die dir dabei helfen können, aber es klappt sicher auch ohne.

STRECKE (ZU FUSS): ....

STRECKE (FAHRRAD): ....

KRAFTÜBUNGEN: ....

SIT-UPS: 3 X 8 ....

KNIEBEUGE: 3 X 8 ....

WANDDRÜCKEN: 3 X 8 ....

3. Das A von SMART steht für **akzeptierbar**, erreichbar – für dich selbst, aber sicher auch für dein Umfeld. Frag dich selbst, ob du an das glaubst, was du erreichen willst. Bist du dir sicher, dass dein eingeschlagener Weg in deinem Gesundheitszustand zu bewältigen ist? Steht auch dein Partner fest dahinter? Verstehen deine Kinder, dass du ab und zu nicht verfügbar bist? Bezieh dein direktes Umfeld mit ein, wenn du deinen Plan aufstellst, und trage deine Aktivitäten auf jeden Fall in den Familienkalender ein. Motivieren dich die Übungen? Oder brauchst du abwechslungsreichere Aktivitäten, um dich anzuspornen?

Ideal wäre, wenn du alle Fragen mit »Ja« beantworten kannst. Wenn du noch Zweifel hast, dann passe das Schema entsprechend an.

IST ES MACHBAR? JA, DENN ....

....

GLAUBST DU AN DICH? JA, DENN ....

....

IST ES FÜR DEIN NAHES UMFELD MACHBAR? JA, DENN

....

4. Ein **realistischer** Plan besteht aus verschiedenen Schritten, den richtigen Schritten in Richtung Ziel. Aber Achtung: Ein »Leistungsziel« hat stets ein ganz bestimmtes Ergebnis im Blick: Ich will zehn Kilo abnehmen. Oder ich will dreißig Minuten gehen können, und zwar mit sieben Kilometern in der Stunde. Der Fokus liegt hierbei einzig auf dem Ergebnis. In deiner Situation ersetzen wir das Wort »Leistung« lieber durch »Fortschritt«. Beim »Fortschritts-Ziel« liegt der Fokus auf dem Weg. Es geht darum, die richtigen Schritte zu gehen, aber auch um das notwendige Wissen, die Schritte zu bestimmen, eventuell zu korrigieren oder anzupassen. Hast du die notwendigen Ressourcen? Wer passt auf dich auf oder unterstützt dich, wenn es nötig ist?

Sei ehrlich mit dir selbst. Trage in das Schema ein, was dir zusätzlich helfen kann, um dein Ziel zu erreichen. Du weißt es noch nicht genau? Dann scheue dich nicht, deine Ärztin oder einen Bewegungscoach um Rat zu fragen.

WELCHE RESSOURCEN BRAUCHE ICH? ....

....

HABE ICH ALLES? ....

....

WER IST IM NOTFALL MEIN BACK-UP? ....

....

WANN HABE ICH ES GESCHAFFT? ....

5. Der letzte Schritt ist vielleicht der schwierigste. Auf jeden Fall solltest du deine Pläne **terminieren**. Vielleicht erkennst du dich selbst in dem Satz »Morgen fange ich an« wieder. Und »morgen« kann natürlich eine gute Alternative sein, solange »morgen« wirklich der nächste Tag ist und nicht erst der Tag danach. Denke in kurzen Zeitabschnitten, das ist übersichtlicher. Zwei Wochen durchzuhalten ist einfacher, als ein ganzes Jahr durchstehen zu müssen. Nach zwei Wochen passt du deinen Plan an, wo es nötig ist, und auf geht es in die kommenden Wochen. Wie klappt es am besten mit der Auswertung, und wann beginnst du mit der nächsten Phase? Dabei können dir die folgenden Schritte helfen:

Setze dir als Erstes eine Deadline. Sieh sie aber eher als eine Art Verfallsdatum von etwas an, das du magst. Du isst es doch lieber, bevor es schlecht wird, oder nicht?

STARTDATUM: ....

ENDDATUM: ....

WANN PASSE ICH MEINEN PLAN AN? ....

....

Ergänze das Schema auf Seite 58 mit deinen Gedanken rund um das SMART-Planen und versuche mit dir selbst eine erste konkrete Absprache zu machen. Der vorgedruckte Plan ist dir zu klein? Dann nimm dein Notizbuch dazu. Schreibe alles auf, kritzle, streiche durch, versuche es noch einmal und/oder schlafe eine Nacht darüber.

Wie das genau aussehen kann? Hier kommt ein Beispiel:
Wenn ich mich fitter fühlen will, ist es nötig, aktiver zu sein.

- Darum gehe ich ab morgen zwei Mal pro Woche spazieren.
- Ich plane es für Mittwoch- und Freitagfrüh ein. An diesen Tagen steht sonst nichts in meinem Kalender.
- Das ist machbar, denn ich bin ein Morgenmensch.
- Meine Nachbarin – mein Buddy – holt mich immer um neun Uhr ab.
- Wir drehen zwei Runden durch den Park, das dürfte ungefähr dreißig Minuten dauern.
- Ich hatte MET-Wert 5, also sollte es möglich sein, 30 Minuten durchzuhalten, daran glaube ich fest.
- Wenn ich das drei Wochen nacheinander mache, habe ich mein Ziel erreicht.
- Einige Tage vorher überlege ich, wie ich meinen Plan anpassen kann.

Setze dir keine zu hohen Ziele. Verlange nicht zu viel von dir. Sei ehrlich mit dir selbst.

Das sind die wichtigsten Punkte, an die du dich halten solltest. Mit jedem Plan, den du erfüllst, kommt für dich ein Sieg dazu. Und sich selbst zu besiegen, fühlt sich gut an, sehr gut sogar, das habe ich selbst erlebt: Drei Monate nach meiner letzten Chemo wurde ich gebeten, als Gastdozentin bei den Fitnesstagen in Gent Steptraining zu geben. Meine Haare waren zu der Zeit noch kaum gewachsen, aber mein Körper und vor allem mein Kopf waren absolut bereit. Ich habe mehr als dreihundert Menschen an meinem Sieg teilhaben lassen. Die Begeisterung des sportlichen Publikums fühlte sich wie eine Belohnung an. Nie zuvor habe ich es so genossen, eine Stunde zu geben. Ich hatte mein Leben wieder selbst in der Hand.

WENN DER PLAN NICHT KLAPPT: WOOP

Dein Bewegungsplan wird in der Praxis nicht immer so gut funktionieren wie auf dem Papier. Du hattest fest vor, Fahrrad zu fahren, aber es regnet. Du hast dich mit deiner Nachbarin verabredet, aber sie hat es komplett vergessen. Erkennst du dich darin wieder, kann ich dir die WOOP-Methode empfehlen. Mit dieser mentalen Strategie lernst du, deine Ziele zu strukturieren, visualisieren und planvoll in Angriff zu nehmen.

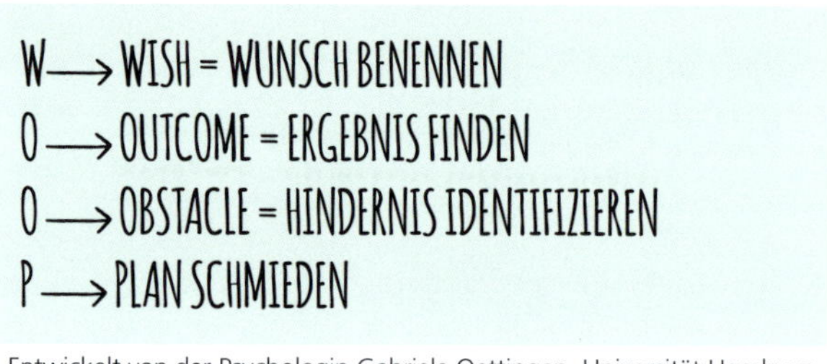

Entwickelt von der Psychologin Gabriele Oettingen, Universität Hamburg

Dein Wunsch ist, deinen Bewegungsplan zu erfüllen. Als Ergebnis wirst du wieder fitter werden. Aber es werden Hindernisse auf deinem Weg liegen. Und dann kann dir WOOP helfen:

- Beobachte den Wetterbericht und überlege dir, was du im Haus tun könntest, falls ein Sturm erwartet wird. Wenn nur Regen vorausgesagt ist, dann lege eine Regenjacke bereit. Ein Kunde sagte einmal zu mir: »Wir sind nicht aus Zucker, also schmelzen wir bei Regen nicht.« Auch an der Nordseeküste heißt es, dass es kein schlechtes Wetter gibt – nur schlechte Kleidung.
- Du hast dich verabredet? Erinnere die Person am Vortag daran.
- Hast du das Gefühl, dass etwas schiefläuft bei deinen Plänen? Dann schau dir noch mal das SMART-Schema an und prüfe, ob du es anpassen solltest.
- Kreiere für dich selbst einen mentalen Spam-Filter. Höre also damit auf, Gründe zu suchen, nicht zu tun, was du geplant hast.
- Mache dir klar, was genau schiefläuft. Und schreibe es auf.
- Umgib dich mit Menschen, die dich motivieren und herausfordern.
- Sei nicht zu ehrgeizig. Kleine Schritten sind leichter zu schaffen.
- Suche dir eine Bewegungsart, die dir gefällt – das gibt dir positive Energie.
- Halte eine Weile durch, und bald schon ist dein Plan Gewohnheit.

GUTE ANGEWOHNHEITEN STATT GUTER VORSÄTZE

Wer hat sie nicht: gute Vorsätze. Sie werden zwar selten durchgehalten, aber sie sind in aller Munde. Vor allem an Neujahr sind sie zu hören. »Dieses Jahr werde ich …« Und genau 365 Tage später dann genau dasselbe Vorhaben. »Dieses Jahr werde ich …«

Wirf die guten Vorsätze über Bord und lege dir lieber gute Angewohnheiten zu. Eine Gewohnheit ist etwas, was du tust, ohne darüber nachzudenken. Durch die ständige Wiederholung wird sie zu einer Art Automatismus. Das kann bedeuten, sich Zeit zu nehmen, die Zeitung zu lesen. Oder sich eine wöchentliche Genuss-Auszeit in der Wanne zu gönnen – oder die tägliche Tasse Kaffee mit Keksen.

- TIPP 6 -

Gönn dir einen Keks zum Kaffee, am besten mit Schokolade.

Diese Gewohnheiten können ein perfekter Anker sein, damit du deinen Bewegungsplan durchziehst. Du denkst nicht darüber nach, morgens früh auf Toilette zu gehen. Nach dem Frühstück bringst du wie immer die Kinder zur Schule. Regelmäßig um zehn Uhr eine Tasse Tee zu trinken und dabei ein Kreuzworträtsel zu lösen, fühlt sich großartig an. Die sozialen Medien zu checken, ist für sehr viele Menschen die am schnellsten wachsende Gewohnheit des Jahrhunderts. Alles, was du regelmäßig tust, wird zur Gewohnheit. Täglich oder manchmal sogar zweimal am Tag, wöchentlich oder nur am Wochenende. Deine Gewohnheiten sind Aktivitäten, die in deinem Kopf festgetackert sind und einen Halt darstellen können, deinen Bewegungsplan zu erfüllen.

- Plane nach jedem Toilettengang eine Atemübung ein.
- Bring die Kinder ab sofort mit dem Rad zur Schule.
- Mache nach dem Kaffee fünf Minuten Core-Training, ohne dabei an deine Grenzen zu gehen.
- Lies die Zeitung im Stehen.
- Gehe auf den Hometrainer, während du im Fernsehen Nachrich ten schaust.
- Statt in die sozialen Medien abzutauchen, startest du zu einem kurzen Treppentraining. Du wirst schon nichts verpassen!
- Wenn du deine Mutter besuchst, gehe mit ihr spazieren. Das wird ihr auch guttun.
- Versuche es mal beim Zähneputzen mit Gleichgewichtsübungen. Eine perfekte Kombination!
- Zu Fuß oder mit dem Fahrrad zur Arbeit? Beim Meeting mit dem Chef spazieren gehen? Auch bei der Arbeit gibt es Möglich keiten.
- Und nach einer strammen Herbstwanderung tut das wöchentli che Badewannen-Ritual besonders gut.

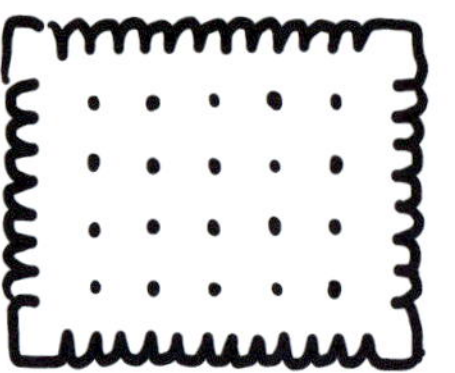

Mir selbst ist mein Cortado – ein spanischer Espresso, halb Kaffee, halb Milch – mit Keks heilig. Das ist und bleibt mein Genießermoment, den ich nicht mit einer anderen Aktivität verlinken muss. *U can't touch this,* würde MC Hammer singen. Das hat mir mein Freund beigebracht, nicht die Krankheit. Die kleinen Dinge genießen. Für mich ist das der Keks zum Kaffee. Ein Keks mit Schokoüberzug, den ich immer auf die gleiche Weise abknabbere. Erst die vier Kanten, dann den Rest. Ich weiß, Zucker ist nicht gesund, aber kleine Dinge zu genießen, schon. Nenn es mein *guilty pleasure.*

VERBINDE KLEINE GEWOHNHEITEN MIT BEWEGUNG

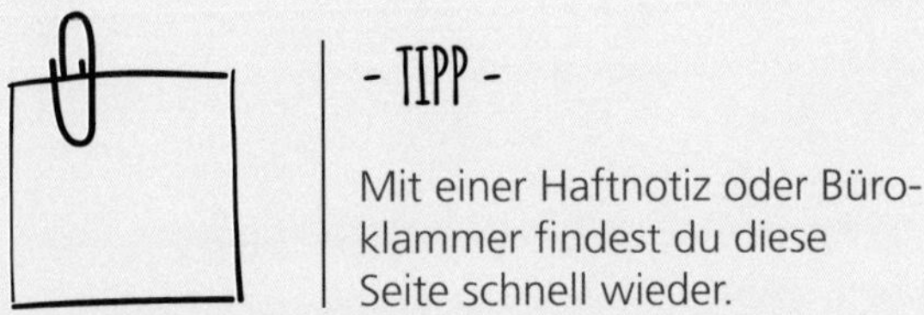

Welche Gewohnheiten hast du und welche Bewegungseinheit könntest du damit verbinden? Ich bin davon überzeugt, dass du fünf finden wirst. Aber denke nicht zu kompliziert. Betrachte einfach deinen Tag, deine Woche, deinen Monat. Hast du ein Theater-Abo? Dann parke dein Auto ein Stück entfernt in der Stadt. Du gehst jede Woche mit einer Freundin Kaffeetrinken? Kauft euch lieber einen schönen To-go-Becher und macht einen Kaffee-Spaziergang. Du liegst morgens noch gern im Bett, um ein bisschen zu schlummern? Zeit für eine Atemübung.

Gewohnheit		Bewegung
	⟷	
	⟷	
	⟷	
	⟷	
	⟷	

04

04

AUF DEINEN KÖRPER HÖREN

KAPITEL

04

AUF DEINEN KÖRPER HÖREN

Die Basis für deinen ersten Plan ist zu Papier gebracht. Jetzt können wir ans Finetuning gehen. Vorher will ich aber noch eine Erfahrung mit dir teilen, und zwar wieder anhand eines Bildes. Betrachte deinen Plan als Gesellschaftsspiel mit festen Spiegelregeln. Der Vorteil: Außer dir spielt niemand mit, du wirst also auf jeden Fall gewinnen! Nur wenn du falschspielst, kannst du verlieren.

HALTE DICH AN DIE VIER SPIELREGELN

Wenn meine Tochter als Kind ein Gesellschaftsspiel spielen wollte, legte sie einfach los, ohne die Regeln zu kennen. Die hat sie meistens während des Spiels erfunden, natürlich zu ihrem Vorteil, mit der Folge, dass sie immer gewonnen hat. Im Prinzip ist das schummeln. Aber sie war das Kind, ich war die Mutter. Wie reagiert man schon in so einer Situation! Als sie zehn wurde, habe ich jedoch eingegriffen. »Wir spielen nach Spielregeln. Dabei lernst du am meisten.« Sie war jetzt alt und klug genug, das Spiel fair und nach den Regeln zu gewinnen.

> - TIPP 7 -
> Sei immer ehrlich mit dir selbst und spiele fair.

Nimm die Spielregeln ernst, auch wenn außer dir niemand mitspielt. Und ja, du wirst dir dabei vielleicht selbst im Weg stehen. Denn ab und zu wirst du den Drang haben, einfach mal nichts zu tun, oder du bist gedanklich bei ganz anderen Problemen. Gehe trotzdem ehrlich mit dir selbst um. Von Tag zu Tag wirst du einmal mehr, einmal weniger Kraft haben. Betrachte deinen Bewegungsplan darum als Vertrag mit dir selbst. Als Vertrag, mit dem du dir selbst versprichst, das zu tun, was du von dir selbst forderst. Als Vertrag, unter den du persönlich deine Unterschrift setzt (siehe Seite 140 in diesem Buch). Ein Vertrag, der als Anker dienen kann.

Hier die vier wichtigsten Spielregeln:

1. **Höre auf deinen Körper.** Stelle dir deinen Körper und deinen Geist für eine Weile als zwei getrennte Einheiten vor. Es gibt Momente, in denen dein Kopf viele Wünsche hat, dein Körper dir aber etwas anderes erzählt. Daher ist es manchmal wichtig, auf die Bremse zu treten. Nicht alles auf einmal zu wollen, sondern die Ressourcen und Kräfte einzuteilen. Es geht darum, die Balance zwischen Belastung und Belastbarkeit zu finden. Oder andersherum. Es gibt Momente, in denen dein Kopf denkt, dass ein Ruhetag gut tun würde, zum Beispiel einen Tag mit halber Kraft, wenn du ein Tief hast, weil in der nächsten Woche eine Untersuchung geplant ist, weil du immer noch auf die Ergebnisse des Scans wartest, oder einfach, weil es psychisch gerade schwierig ist und du auf nichts Lust hast. Dein Körper aber würde an diesem Tag vielleicht einen strammen Spaziergang brauchen. »Keine Lust haben« dürfen wir daher nicht einfach mit körperlicher Erschöpfung gleichsetzen. Wenn es psychisch gerade schwierig ist, heißt das nicht, dass deine Muskeln Ruhe benötigen. Wir müssen lernen, auch auf unseren Körper zu hören und nicht immer auf unseren Kopf. Sitzt bei dir auch manchmal ein Teufelchen auf der rechten Schulter, das dir Angst macht? Flüstert es dir ins Ohr, dass du jedes Recht auf Mitleid hast? Dass du lieber auf dem Sofa liegen bleiben sollst und ein Tag ohne Bewegung nichts ausmacht? Sei dir bewusst, dass in diesem Moment nicht dein Körper zu dir spricht, sondern deine Gedanken. Viele Gedanken sind Geschichten, die wir selbst erfinden, Geschichten, die du nie wirklich erleben wirst, Geschichten voll unbeantworteter Fragen und voller Ängste. Auch ich muss mich dabei an die eigene Nase fassen. Zwei Jahre nach meiner Behandlung entdeckten die Ärzte im Ultraschall etwas, was weiter untersucht werden musste. Für zwei Tage später wurde ein CT angesetzt. »Etwas« war für mich gleichbedeutend mit einem neuen Tumor, »etwas«, was

mein Leben erneut auf den Kopf stellen würde. Das Teufelchen redete mir jede Menge schlimme Geschichten ein. Untergangsszenarien stiegen vor meinem geistigen Auge auf, ich hatte schlaflose Nächte. Ganz ohne Grund! Denn einige Tage später sagte der Onkologe, dass er nur sichergehen und eine Bestätigung haben wollte, dass alles in Ordnung war. Ich war gesund. Alles war gut. Offiziell. Uff. Manchmal wäre es gut, dem Teufelchen einen Tritt in den Hintern zu verpassen. Den Kopf zur Ruhe kommen zu lassen und nur dem Körper die Chance zu geben, zu sprechen. Sich auf eine einfache Atemübung zu konzentrieren, kann dabei helfen. Bewusst nachdenken über das Ein- und Ausatmen zum Beispiel. Bewusst fühlen, wie die Luft ein- und ausströmt. Bewusst nachspüren, wie der Atem die Lunge füllt. Ruhiger atmen, sodass auch der Herzschlag ruhiger wird. Zielgerichtet nur an eine einzige Sache zu denken.

In der Wissenschaft ist man übrigens überzeugt, dass unser Denkvermögen beschränkt ist, und zwar sehr beschränkt. Wir sind als Menschen nur in der Lage, an eine Sache gleichzeitig zu denken. Sollte das dann nicht etwas Positives sein? Aber wie kannst du wirklich auf deinen Körper hören? Was hat dein Körper zu erzählen und wie kannst du das herausfinden?

»Du bist deine eigene Grenze.«

FINDE DEINEN RUHEPULS

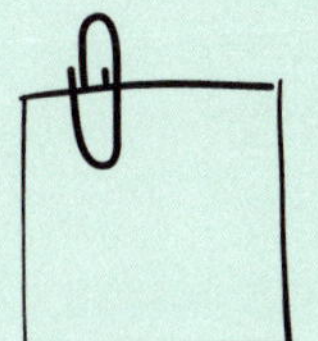

- TIPP -

Mit einer Haftnotiz oder Büroklammer findest du diese Seite schnell wieder.

- Lege dich drei Minuten hin und komme dabei vollständig zur Ruhe. Fokussiere dich einen Moment auf deine Atmung. Der Herzschlag wird langsamer.
- Wenn der Wecker nach drei Minuten klingelt, lege Zeige- und Mittelfinger mit leichtem Druck gegen den Kehlkopf. An dieser Stelle kannst du deinen Herzschlag am besten fühlen. Auch Leiste und Handgelenk sind Stellen, an denen du den Herzschlag gut fühlen kannst.
- Hast du deinen Puls gefunden, kannst du ihn messen. Nutze dafür einen Timer und zähle fünfzehn Sekunden lang mit. Wiederhole das Ganze zwei oder drei Mal zur Kontrolle im Liegen.
- Multipliziere die Zahl mit vier und trage das Ergebnis in das Schema auf Seite 78 ein.
- Wiederhole das zehn Tage lang immer um dieselbe Zeit. Vielleicht am besten morgens, wenn du noch im Bett liegst.

TAG 1	
TAG 2	
TAG 3	
TAG 4	
TAG 5	
TAG 6	
TAG 7	
TAG 8	
TAG 9	
TAG 10	

Einige Tage deinen Ruhepuls zu notieren, kann dir weiterhelfen. Ein erhöhter Ruhepuls kann ein Indikator dafür sein, dass dein Körper eine Pause braucht.

Wenn du gesund und fit bist, wirst du wenig Schwankungen erleben. Aber wenn dein Körper Ruhe braucht, kann das zu einem hohen Puls führen. Auch wenn bei dir eine Grippe im Anflug ist, macht sich das vielleicht auf diese Weise bemerkbar. Zu spät ins Bett, eine Party, zu viel Alkohol, aber auch Chemotherapie, Stress oder Angst können zu einem höheren Puls führen. Plane an diesen Tagen Ruhe ein.

Wie schnell darf der Ruhepuls sein? Wahrscheinlich liegt er zwischen 60 und 100. Aber mache dir keine Sorgen, wenn er niedriger ist. Auch wenn dein Herz schneller schlägt als 100 Mal in der Minute, ist das kein Grund zur Panik. Miss einfach einen Tag später noch einmal. Hast du das Gefühl, dein Puls ist zu hoch oder zu tief, hole dir im Zweifelsfall ärztlichen Rat.

Ist dir das alles zu kompliziert, kann auch die **Borg-Skala** als Hilfsmittel dienen. Sie wurde Ende der 1950er Jahre vom schwedischen Psychophysiker Gunnar Borg entwickelt, und mit ihr soll auf subjektive Weise festgestellt werden, wie Anstrengung empfunden wird. Bei dieser Methode wird umgekehrt vorgegangen: Du startest zuerst die Aktivität und danach wird ausgewertet. Stelle dir selbst die Frage, ob du nach der Anstrengung Schmerzen hast oder kurzatmig bist. War es eine große Herausforderung? Kannst du es mit einer früheren Erfahrung vergleichen, die dir schwergefallen ist? Wenn dich die Aktivität wenig belastet hat, war dein Körper diesem Niveau gut gewachsen. Wenn es letztlich zu schwer war, dann plane danach etwas Ruhe ein. Zwanzig Minuten spazieren zu gehen, kann sich an einem Tag gut anfühlen, während es wenige Tage nach der Chemo als sehr anstrengend empfunden wird. Nutze diese Erfahrungen. Auf diese Weise wird es für dich deutlicher, wozu du in der Lage bist und wann.

Borg-Skala	
6	
7	SEHR, SEHR LEICHT
8	
9	SEHR LEICHT
10	
11	LEICHT
12	
13	ETWAS ANSTRENGEND
14	
15	ANSTRENGEND
16	
17	SEHR SCHWER
18	
19	SEHR, SEHR SCHWER
20	MAXIMALE ANSTRENGUNG

2. **Teile dir deine Energie ein.** Suche in allem, was du tust, die Balance.

- Links auf der Waage auf Seite 81 liegt ein Stein, der deinen Körper darstellt. Wie schwer dieser Stein ist, hängt von deiner Gesundheit ab, deinen Einschränkungen und Schwächen, deinen Möglichkeiten und Stärken. Daran kannst du nicht in jedem Moment etwas ändern. Wenn du erschöpft bist und dein Körper müde, wird die linke Seite weniger weit nach unten gehen, als wenn du eine angenehme Nacht hattest und mit gutem Gefühl wach wirst. Wenn deine Behandlungen schon einige Monate vorbei sind, wird dein Stein mehr wiegen, als wenn du noch mit Medikamenten vollgepumpt bist. Während der Periode wird dein Stein vielleicht nur ein kleiner Kiesel sein und wenig Gegengewicht vertragen.
- Auf der rechten Seite der Waagschale finden wir deinen Tagesablauf. Jedes Steinchen steht für eine Aufgabe: Einkaufen, Rasenmähen, für die Kinder oder Enkel sorgen, vielleicht wieder arbeiten. Für jede Aufgabe kommt ein Steinchen dazu. Weil die eine mehr Gewicht hat als die andere, sind auch nicht alle Steinchen gleich groß.

Wie viele Steinchen kannst du stapeln, ohne dass die Waage aus dem Gleichgewicht gerät? Sei dir bewusst, dass du die Balance zwischen rechts und links wahren musst. Ein Nein zu einer Person oder einer Sache ist gleichzeitig ein Ja zu dir selbst. Eine Aufgabe abzulehnen oder um einen Tag zu verschieben, kann die Waage wieder ins Gleichgewicht bringen. Setze dich und damit auch deine Gesundheit öfter an die erste Stelle. Nimm rechts einen Stein weg und sorge so dafür, dass du am Abend nicht erschöpft auf dem Sofa liegst. Überlege dir, wie viele Steine es diese Woche zu verteilen gibt. Verbrauche deine Energie nicht an einem einzigen Tag, sondern suche täglich neu die Balance zwischen dem, was dein Körper schafft, und dem, was du von ihm verlangst. Strebe nach dem Gleichgewicht zwischen Belastbarkeit und Belastung.

Wenn links nur noch ein kleiner Kiesel liegt, dann hole morgens ein frisches Brot und ruhe dich sonst aus. Liegt dort noch ein größerer Stein, dann sorge dafür, dass die Balance nicht aus dem Gleichgewicht gerät. Jeden Tag ein kleines bisschen zu tun, ist besser, als alles an einem Tag zu erledigen, denn das büßt du sonst irgendwann: wenn nicht heute, dann morgen.

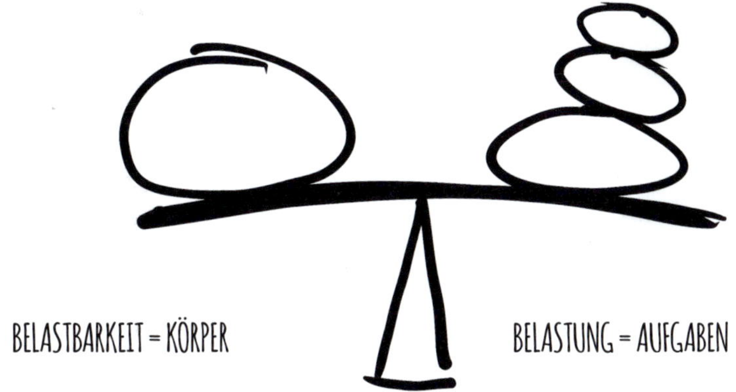

Während und nach einer Krebsbehandlung können auch Komplikationen wie Cardiotoxinvergiftung, Fibrose und Neuropathie Einfluss auf deine Belastbarkeit haben. Vergiss das nicht! Wenn du Zweifel hast, ob du unter einer dieser Nebenwirkungen leidest, hole dir ärztlichen Rat.

- Eine Cardiotoxinvergiftung kann durch externe Faktoren entstehen, durch Chemotherapie oder Bestrahlung. Sie greift den Herzmuskel an und tritt zu verschiedenen Zeitpunkten auf – während der Behandlung, direkt danach oder noch Jahre später.
- Fibrose ist die Bildung von Narbengewebe an einem Organ oder an anderem Gewebe. Bei einer Strahlentherapie gegen Brustkrebs kann Narbengewebe auf Höhe des gesunden Brustgewebes wachsen.
- Die Neuropathie ist eine neurologische Störung als Folge einer Nervenschädigung, verursacht durch die Chemotherapie. Die Symptome entwickeln sich langsam und können sich im Laufe der Behandlung verschlechtern. Sie zeigen sich etwa, wenn du keine Münze aufheben oder keinen Knopf schließen kannst.

3. **Nutze negative Emotionen, um stärker zu werden.** Ich sehe mich als jemanden, der sich anstrengt, als Gewinnerin – im Sport, aber auch bei Gesellschaftsspielen, natürlich auf faire Weise. Meine Mutter, mein fester Halt in der Tagesklinik, hat mir während der Chemo die Zeit vertrieben, indem wir *Blokus* gespielt haben. Das war die beste Idee überhaupt! Das Spiel erinnert an Tetris, ist aber ein Brettspiel. Schade nur, dass einige Steine den gleichen orangefarbenen Farbton hatten wie die Zytostatika, also die chemischen Substanzen in meinem Krebsmedikament – ich kann die Farbe bis heute nicht leiden. Ich gewann sehr oft gegen meine Mutter, aber auch gegen die Krankenschwester, die sich ab und zu die Zeit nahm, die Herausforderung anzunehmen. Ich habe Talent, dachte ich damals. Es machte mir Spaß, zu gewinnen. Der Ehrgeiz dafür liegt wohl in meinen Genen – ich habe ihn von meinem Vater geerbt. Erst viel später wurde mir bewusst, dass man mich hat gewinnen lassen, damit ich zwischen dem ersten Gefühl der Übelkeit und dem Zeitpunkt, an dem ich mich übergeben musste, zumindest einen schönen Moment erleben konnte. Ich war bereits lange erwachsen, und trotzdem ließ meine Mutter mich gewinnen, wie es sich in einer guten Mutter-Tochter-Beziehung gehört. Auch die Krankenschwester wusste sehr genau, dass sie ihrer Patientin damit etwas Gutes tat. Positive Gefühle motivieren dich nämlich, weiterzumachen und bei der Stange zu bleiben. Kurz den Sieg zu genießen, auch wenn es nur der Sieg in einem Spiel war und die Mitspielerinnen sich nicht angestrengt hatten, selber zu gewinnen: Es hat mir gutgetan.

Aber im Leben geht es nicht nur ums Gewinnen und um positive Gefühle. Auch Rückschläge und die dazugehörigen negativen Gefühle werden deinen Weg kreuzen, und ja, auch die können dich weiterbringen. Als deine erste Beziehung in die Brüche ging, war die Trauer groß, sehr groß. »Nie wieder werde ich jemanden so lieben.« Und gleichzeitig dachtest du: »Ich hasse ihn/sie!« Erinnerst du dich? Aber das Ganze hat dafür gesorgt, dass du für deine nächste Beziehung andere Vorstellungen hattest.

Als ich nach meinem ersten Jahr an der Hochschule erfuhr, dass ich durch die Prüfungen gefallen war und für die Nachprüfungen meine ganzen Semesterferien herschenken musste, begriff ich, dass ich zu wenig in meine Bücher geschaut hatte. Also nahm ich mir vor, mich im nächsten Semester mehr anzustrengen und nicht so oft mit meinen Kommilitonen auszugehen. Die nächsten Prüfungen habe ich mit Auszeichnung bestanden.

Sieh jeden Rückschlag als einen Lernprozess an, mit allen negativen Emotionen, die dazugehören. Durch das Scheitern lernst du dazu und kommst mit schwierigen Situationen besser zurecht. Ich selbst schaffe es mittlerweile sogar, dem verdammten Krebs etwas Gutes abzugewinnen. Denn ich fälle Entscheidungen jetzt ganz anders als vorher. Ich relativiere mehr, entscheide schneller (langsamer ging nicht) und wage es, ins kalte Wasser zu springen, solange ich weiß, dass ich weich falle. Und vor allem bin ich ehrlicher mit mir selbst geworden. Ich bin, wer ich bin, mit allen Macken und Fehlern, die eben da sind. Ab und zu werde ich wütend und verliere den Mut, wenn etwas nicht klappt, aber nach jedem Tiefschlag stehe ich wieder auf und mache den nächsten Schritt.

- TIPP 8 -

Vielleicht der wichtigste: Suche immer nach Möglichkeiten und Lösungen.

Straucheln und Fallen gehören dazu, aber rappele dich danach wieder auf! Lerne aus deinen Fehlern. Und lache auch über die Missgeschicke in deinem Leben.

4. **Dein Körper hat seine Grenzen:** Wir werden nie der *Sechs-Millionen-Dollar-Mann*. Für alle, die nach 1975 geboren sind: Es geht hier um eine amerikanische Fernsehserie aus den 1970er-Jahren. Die Serie erzählt die Geschichte von einem Astronauten, der nach einem schrecklichen Unfall wieder zu einem »bionischen Wesen« aufgebaut wird. Dadurch werden seine Kraft und seine Schnellheit übermenschlich. Sein Auge, ein Arm und beide Beine werden durch supertechnologische Prothesen ersetzt. Das Auge kann er als Nachtsichtgerät einsetzen, und der Arm hat die Kraft eines Bulldozers. Mit seinen Beinen kann er sogar eine Geschwindigkeit von 100 Kilometern pro Stunde erreichen. Hätte ich doch nur so eine superbionische Brustprothese! Und wieso sechs Millionen? Das war der Preis für seine Operation.

Nein, wir werden niemals der stärkste Mann oder die stärkste Frau der Welt werden, und ich hoffe, dass das auch nicht dein Ziel ist. Wir können uns nicht bis ins Unendliche weiterentwickeln. Unser Körper hat seine Grenzen. Dein Können hat seine Grenzen, vergiss das nicht. Und höchstwahrscheinlich liegt diese Grenze bei dir zurzeit etwas niedriger als vor der Diagnose. Vergiss auch das nicht! Du erinnerst dich – deine Schwächen und Einschränkungen?

Der CEO eines Schuhimperiums hat gegenüber einer belgischen Tageszeitung Folgendes gesagt: »Oh nein, ich bekomme kein Burn-out. Perfektionismus liegt mir nicht im Blut. Gut ist gut genug.« Zu Ehrgeiz sage ich Ja, zu Perfektionismus versuche ich, Nein zu sagen. Wenn ich nach Perfektion strebe, dann nicht auf Kosten meiner Gesundheit. Erwarte also nicht zu schnell, dass du wieder in Topform bist. Alles geht Schritt für Schritt. Auch mental musst du deine Grenze ziehen. Wenn du von dir selbst zu viel forderst, führt das schnell zum Versagen, und Versagen kann dazu führen, dass du aufgibst. Zu hohen Ansprüchen nachzueifern, kann der Beginn eines Burn-outs oder einer Depression sein, und davon hat niemand etwas. Ich kann es nicht oft genug wiederholen: Sorge dafür, dass deine Ziele erreichbar sind. Sorg dafür, dass du und dein Umfeld sich damit wohlfühlen.

Verinnerliche diese vier Spielregeln gut, wenn du gewinnen willst. Hänge sie dir an den Küchenschrank. Lasse deine Kreativität spielen und gestalte ein schönes Moodboard daraus, hänge die Regeln an den Badezimmerspiegel oder schreib sie in dein Tagebuch. Hauptsache, du siehst sie in den nächsten Monaten gut. Notiere dir auch, wenn etwas schiefläuft. Denn du weißt: Aus Fehlern kann man lernen.

DIE VIER WICHTIGSTEN SPIELREGELN:

1. Höre auf deinen Körper.
2. Teile dir deine Energie ein.
3. Nutze negative Gefühle, um stärker zu werden.
4. Dein Körper hat Grenzen.

»Nein zu jemand anderem zu sagen, heißt, Ja zu dir selbst zu sagen.«

WIE VERHALTENSÄNDERUNG FUNKTIONIERT

Kurz ein bisschen Psychologie: Wir alle wissen, wie wichtig ein gesunder Lebensstil ist. Die Zeitschriften sind voll davon, und wir bekommen es von allen möglichen Medien aufs Butterbrot geschmiert. Aber dieselben Medien zeigen oft auch Dinge, die gar nicht gesund sind. Ein Spitzensportler, der für Pizza wirbt. Fußballspiele, die mit Werbespots von Bier und salzigen Snacks gesponsert werden. Im Prinzip ist uns völlig klar, was gesund ist, aber gesund zu leben ist oft nicht so einfach. Immer wieder erliegen wir gegenteiligen Reizen. Wir benötigen Zeit, Durchsetzungskraft und Ausdauer für langfristige Veränderungen. Ich kenne niemanden, der als Schlaffi schlafen geht und am nächsten Tag als emsige Biene aufwacht. Veränderung ist ein Prozess, Hinfallen und Aufstehen inklusive. Veränderung vollzieht sich in verschiedenen Phasen, und man braucht dafür Wissen und etwas Vorbereitung. Die Phasen durchläufst du, ohne dass es dir bewusst wird. Die Übergänge sind fließend. Und ich kann dir verraten: Manchmal fließen sie auch rückwärts.

Die Abwägungsphase

Es laufen noch immer ziemlich viele Menschen durch die Welt, die Dinge sagen wie: »Gesund bewegen? Nützt doch eh nichts!« Dass du diese Seiten liest, zeigt, dass du über diese Phase schon hinweg bist. Applaus für dich selbst! Du bist davon überzeugt, dass ein gesunder Lebensstil dir beim Gesundwerden helfen kann und dabei, dass du stärker wirst. Gedanklich bist du schon in Richtung »Ich würde es gern ausprobieren« unterwegs. Mit anderen Worten: Du befindest dich bereits in der **Abwägungsphase**. Du legst vielleicht noch nicht sofort los, weil dein Gesundheitszustand dich noch zweifeln lässt, aber du lässt dich von diesem Buch inspirieren. Lasse es ruhig noch ein Weilchen auf dem Wohnzimmertisch liegen und blättere ab und zu darin. Gib dir selbst Zeit. Überlege dir, wie wichtig Veränderung für dich ist und welche Vorteile sie dir bringen könnte. Hast du auch Zeit dafür? Schaffst du es finanziell? Welchen Nutzen hast du?

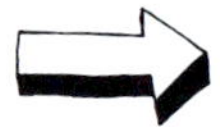

Der größte Vorteil: du wirst dich fitter fühlen. Viel Zeit brauchst du nicht, eine halbe Stunde pro Tag ist ideal. Und ein Spaziergang im Wald kostet nichts. Also: auf in die nächste Phase!

Die Vorbereitungsphase

Liest du dieses Buch mit dem Bleistift in der Hand und unterstreichst alles, bei dem du denkst »Das sollte ich mir merken«? Dann hast du den Schritt Richtung **Vorbereitungsphase** bereits gemacht und traust dich, laut zu sagen: »Ich will das durchziehen.« Du hast schon Kontakt mit deinem Arzt aufgenommen. Vielleicht hast du auch die Wanderschuhe entstaubt, dein Fahrrad aufgepumpt oder im Internet nach einem Fitnessstudio in deiner Nähe gesucht. Die Wahrscheinlichkeit, dass du loslegst, sobald dein Plan richtig ausgearbeitet ist, ist groß.

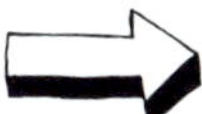

Hab Vertrauen in dich. Denke in Zielen wie „Ich will wieder fit werden" und nicht in Ergebnissen. Die fünf Kilo, die du durch die Hormontherapie zugelegt hast, gehen vielleicht ganz von selbst runter. Besser ein Kilo zu viel und aktiv, als ein schlanker Sofasitzer sein. Und überlege dir jetzt schon eine Belohnung, wenn du dein Vorhaben durchziehst. Geschenke zu bekommen ist schön, Geschenke zu machen auch. Sich selbst etwas zu schenken, ist also doppeltes Vergnügen.

Aller Anfang ist schwer

Du hast schon mit deinem Bewegungsplan begonnen und die erste Aktivität hinter dir? Sei dir bewusst, dass die ersten Schritte nur der Anfang sind. Ein guter Anfang zwar, aber oft auch ein schwieriger. Sieh zu, dass dein Kopf und dein Körper auf derselben Wellenlinie sind. Beachte die Balance. Glaube daran, dass du es schaffst, und mache es dir nicht so schwer. Erzähle deinen Freunden, dass du jede Woche schwimmen gehst, um deine Kondition wieder aufzubauen, und genieße die Komplimente, die du einheimsen kannst. Tief in ihrem Innersten sind sie neidisch auf dich, weil du etwas für deine Gesundheit tust.

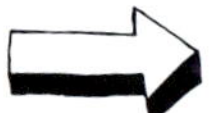

Schaffe dir ein Umfeld, das es dir erleichtert, aktiv zu sein. Um das Auto zu nehmen, musst du erst zwei Fahrräder auf die Seite räumen. Mit dem Rad wärst du viel schneller gewesen. Lasse den Hometrainer ruhig eine Weile im Wohnzimmer stehen und bastele dir eine schöne Playlist zusammen. „Lovely Day" von Bill Withers macht mich auf der Stelle glücklich und ich vermute, dass alle Lieder mit ähnlichen Titeln denselben Effekt haben. Und die Wanderschuhe brauchst du nicht im Schrank zu verstauen. Lasse sie auf der Matte an der Terrassentür stehen.

Ein Rückfall

Woche eins? »Geschafft.«
Woche zwei? »Check.«
Woche drei? »Ja, nur einmal hatte ich wirklich keine Zeit.«
Woche vier? »Es wird mir zu viel, ich arbeite wieder, und das frisst jede Menge Energie.« Gesundheitsprobleme, Zeitmangel, aber auch andere Gründe können dazu führen, dass du einen Schritt zurückgehst.

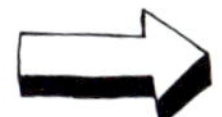

Lies dir noch mal Spielregel drei durch. Ausrutscher sind eher die Regel als die Ausnahme. Raucher, die aufhören wollen, brauchen oft drei bis vier Anläufe, bevor sie es schaffen, auf Zigaretten zu verzichten. Irgendwann aber klappt es. Schritt für Schritt.

Bewegung wird Teil deines Lebens

Echte Läufer sprechen von einer Sucht. Sie können nicht mehr ohne. Das Laufen gehört zu ihrem Leben. Sport zu treiben hat sich für mich persönlich nie wie eine Sucht angefühlt, sondern wie ein Genussmittel. Das trifft es viel besser, finde ich. Mein Freund geht jeden Tag spazieren. Jeden Morgen, gegen Sieben Uhr für eine Stunde. Es ist zur Routine geworden, die für ihn nur positive Auswirkungen hat: frische Luft, mehr Energie, weniger Rückenschmerzen, Kein Zeitproblem, denn er springt – buchstäblich – früher aus dem Bett. Bei schlechtem Wetter schützt ihn sein roter Regenschirm. Nichts oder nur sehr wenig hält ihn auf. Er hat die Spaziergänge fest eingeplant, sie gehören zu ihm. Alle im Dorf kennen ihn als den Mann mit Bart, der spazieren geht. Und das ist etwas, was du auch anstreben solltest. Nicht den Bart, aber dass die Aktivität ein fester Teil deines Lebens wird, ein Teil von dir. Und zwar so, wie es dir möglich ist, mit deinen Schwächen und Einschränkungen. Ich bin davon überzeugt, dass du auch bald sagst: »Spazieren gehen? Das steht bei mir jeden Tag an, und ich genieße es richtig. Es ist ein fester Teil meines Lebens Alltags geworden.«

WAS IST DEINE MOTIVATION?

Was sind die Gründe, aus denen du etwas tust oder nicht tust? Was würde helfen, damit du dieses Mal durchhältst? Oder warum gibst du auf? Unsere Motivation wird durch das bestimmt, was unser Verhalten bestimmt. Hältst du durch, weil es der Arzt sagt? Oder gibst du auf, weil du ganz alleine durchmüsstest? Ziehst du es durch, weil es dir Freude bereitet? Oder gibst du auf, weil du dich für deinen strapazierten Körper schämst?

Darum geht es in der BIS/BAS-Theorie des britischen Psychologen Jeffrey Gray. Menschen wollen in der Regel **Schmerz vermeiden**. Das nennt man *Behaviour Inhibition System* (BIS). Vielleicht ist die Angst vor einem Rückfall deine Triebfeder, um durchzuhalten. Oder du hast Angst, mit deiner Geschichte allein zu sein, und die Leidensgenossen in der Wandergruppe unterstützen dich. Angst und Schmerz können also die Motivation bestimmen, oder andersherum. Die Angst vor Muskelschmerzen und zusätzlichem Schwitzen schreckt dich nicht ab. Die Aussicht, beim *Start 2 Run* als Letzter hinterherzuhoppeln, kann ein Grund sein, gar nicht zu starten. Du hast Angst, zu versagen. Angst vor dummen Sprüchen, wenn du ohne Perücke auf die Straße gehst.

Auch **Genuss** kann ein Motiv sein, loszulegen und durchzuhalten, man nennt es das *Behavioural Approach System* (BAS). Es geht dabei um das Gefühl, dazuzugehören, das befriedigende Gefühl, sich überwunden zu haben. Vergnügen, Freiheit, vielleicht ein Kilo weniger auf der Waage ... all das kannst du als Belohnung ansehen.

Was motiviert dich und was hemmt dich? Bist du jemand, der sich von Schmerz und Angst anschubsen lässt, oder presst dich die Angst erst recht in den Sessel? Sorgt ein Kompliment dafür, dass du erst recht dein Bestes gibst, oder hast du Angst vor Kritik?

SECHSUNDSECHZIG TAGE

— Keine Sorge, von mir aus hast du alle Zeit der Welt. Aber manchmal liest man, dass ein Körper sechsundsechzig Tage Zeit braucht, um sich wirklich an etwas Neues zu gewöhnen. Manchmal wird auch nur von einundzwanzig Tagen gesprochen. So ganz stimmt das aber nicht. Es gibt einen deutlichen Unterschied zwischen einem Kind, das lernt, sich jeden Tag die Zähne zu putzen, und einem Kettenraucher, der versucht, sich von Zigaretten fernzuhalten. Unter dem wohlwollenden Blick der Eltern ist die Chance groß, dass das Kind in drei Wochen ans Ziel kommt. Der Raucher braucht wahrscheinlich Monate oder Jahre. Sich Bewegung anzugewöhnen, liegt irgendwo in der Mitte. Wenn du es zwölf Wochen durchgehalten hast, ist die Wahrscheinlichkeit groß, dass du schon positive Effekte bemerkst. Du wirst fitter, du baust mehr Muskelmasse auf und verlierst vielleicht schon das erste Kilo Gewicht. Aber es ist noch keine Gewohnheit, eher eine Belohnung. Dein Gehirn spielt dabei eine wichtige Rolle. Nach einem Tag, an dem du nicht aktiv warst, aus welchen Gründen auch immer, findest du trotzdem noch die Kraft, aufzustehen und einen kleinen Waldspaziergang zu machen. Durch Spaziergänge können die Hormone Dopamin und Serotonin ausgeschüttet werden. Diese Hormone sorgen für Glücksgefühle, was für dich also eine Belohnung ist. Und das fühlt sich gut an. Etwas, was sich gut anfühlt, findest du angenehm und willst es gern erleben. Das ist der Grund, warum du am nächsten Tag wieder losgehst. Tag für Tag, einundzwanzig Mal beim einen, sechsundsechzig Mal beim anderen, bis es zu einer Gewohnheit wird.

»Jeder hat Grenzen, man muss nur lernen, wo die eigenen Grenzen liegen. Und entsprechend mit ihnen umgehen.‹

NOLAN RAYAN

05

05

DAS TRAINING VARIIEREN

KAPITEL

05

DAS TRAINING VARIIEREN

In diesem Kapitel geht es darum, deine neue Bewegungsroutine ständig weiterzuentwickeln. Laut einer Wörterbuch-Definition bedeutet »sich entwickeln« so viel wie entfalten, ausbauen, vorankommen. Jede Menge schöne Wörter. Mich beruhigt, dass das Wort »wachsen« nicht in der Liste vorkommt. Wachsen klingt ehrgeizig. Wenn ein CEO von Wachstum spricht, sieht er in Gedanken vor sich, wie sich seine Umsätze verdreifachen. Mehr Einkommen, weniger Ausgaben, oft auf Kosten anderer oder seiner selbst. Wenn derselbe CEO von der Entwicklung seines Betriebs spricht, klingt das weniger streng, weniger schonungslos. Entwicklung ist etwas, bei dem man Zeit geschenkt bekommt, etwas, bei dem man selbst das Tempo bestimmen kann, bei dem man vielleicht auch die Chance bekommt, zu fallen und wieder aufzustehen. Es fühlt sich sanfter an. Darum: Habe den Mut, dich weiterzuentwickeln. Bleibe nicht stehen. Sich zu entwickeln, heißt auch, Veränderungen anzugehen und ab und zu die eigene Komfortzone zu verlassen. Du wirst lernen, deinen Plan anzupassen und nach Varianten suchen. So verrstehst du besser, worin du gut bist und was dir gefällt.

KÖRPERLICHE FORTSCHRITTE WAHRNEHMEN

— Aus der kleinen Runde um den Block wird nach etwas Training ein längerer Spaziergang im Viertel. Durch dein regelmäßiges Training erhöht sich dein Lungenvolumen – vielleicht schaffst du es daher bald, schneller zu joggen oder einen Hügel bis ganz nach oben zu radeln. Du bekommst dein Gewicht besser unter Kontrolle, und deine Körperzusammensetzung verändert sich und wird gesünder. Du bist nicht mehr so gestresst und kannst besser schlafen. Du gewinnst an Kraft und Schnelligkeit, Geschmeidigkeit und Beweglichkeit. Kurz gesagt: an Energie und Lebensqualität.

Daher solltest du deinen Bewegungsplan immer wieder anpassen. In der Trainingssprache wird das **Overload-Prinzip** genannt. Wenn du stärker werden willst, braucht dein Körper Anreize. Das ist biologisch erklärbar. Der Körper hat nämlich den Drang, sich an die Umgebung anzupassen. Wenn draußen 36 Grad Celsius sind, schwitzt du, um abzukühlen. Ist es eisig kalt, fängst du an zu zittern, damit dein Körper Wärme produziert. Genauso ist es, wenn unser Körper Trainingsanreize erhält. Wird es anstrengender, versucht er, trotzdem durchzuhalten. Wenn du eine Zusatzeinheit Sit-ups einlegst, erkennen deine Bauchmuskeln, dass sie stärker werden müssen, um es beim nächsten Mal auch noch zu schaffen. Der Körper tritt in einen Schutzmechanismus.

Wie gehst du genau vor?

Blättere zurück auf Seite 59 zu deinem Basisplan. Sobald du diesen problemlos schaffst, bist du bereit, einen Schritt weiterzugehen. Sei aber ehrlich mit dir selbst. Wenn du zu schnell zu viel willst, kann das auch negative Folgen haben. Wenn deine Muskeln oder Sehnen noch nicht bereit sind, kannst du dich leicht verletzen. Wenn die Rückenmuskulatur noch nicht gut genug ausgebildet ist, um anspruchsvollere Übungen zu integrieren, sind Rückenschmerzen eine mögliche Folge. Du hast das Gefühl, dass es nicht so läuft, wie du willst? Dann halte lieber noch eine Weile an deinem Basisplan fest oder versuche es mit einer zusätzlichen Aktivität, die nicht ganz so fordernd ist. Neue Aktivitäten kannst du in diesen Plan eintragen:

Spezifisch Was? Wann? Wo? Nit wem?	**Messbar** **Akzeptabel**
Realistisch	**Terminiert**

Du hast deinen Plan mit dem Ziel aufgestellt, wieder fit zu werden.
FIT hat drei Buchstaben:

> DAS F FÜR FREQUENZ,
> DAS I FÜR INTENSITÄT,
> DAS T FÜR TRAININGSVOLUMEN,
> UND DAZU KOMMT NOCH EIN T
> FÜR TRAININGSTYP.

Wie du siehst, bin ich ein großer Fan von Eselsbrücken und nutze sie oft. Seit meiner Therapie habe ich öfter kognitive Probleme und vergesse immer wieder Dinge, Situationen und Gesichter – oder liegt das vielleicht doch am Alter? Jetzt zeige ich dir, was ich mit der Eselsbrücke meine.

Die Frequenz erhöhen

In deinem Basisplan hast du zwei Bewegungseinheiten pro Woche vorgesehen. Kein Problem, wenn du zunächst nur eine davon schaffst. Sofern dein Körper schon zu mehr in der Lage ist, kannst du den folgenden Schritt überspringen und gleich zur Seite 97 weitergehen. Wenn wir von Frequenz sprechen, dann geht es darum, zusätzliche Bewegungsmomente einzuplanen. Besteht dein Plan darin, morgens früher in Gang zu kommen? Dann ist das in Ordnung. Ganz sicher kannst du bald schon den nächsten Schritt angehen. Du möchtest wieder mehr Muskelmasse aufbauen? Dann gebe ich dir den Rat, nun eine zusätzliche Einheit für Krafttraining einzuplanen. Wenn du an deiner Ausdauer arbeiten möchtest, nimm öfter die Wanderschuhe oder dein Fahrrad. Vielleicht ist es nur eine kleine Planänderung, aber durch die zusätzlichen Reize kann sich dein Körper weiterentwickeln. Plane zunächst nur eine einzige zusätzliche Bewegungseinheit ein und achte darauf, wie dein Körper darauf reagiert. Steigere die Frequenz langsam, sodass es für dich machbar ist. Setze dich nicht unter Druck. Bleibe realistisch. Schritt für Schritt, in deinem Tempo, nach deinen Möglichkeiten.

Die Intensität steigern

Erst nach der Frequenzerhöhung solltest du die Intensität deiner Aktivitäten steigern. Der Vorteil dabei ist, dass es dich keine zusätzliche Zeit kostet. Du kannst beim Krafttraining schwerere Gewichte wählen oder dich durch eine andere Übung herausfordern: zum Beispiel durch eine einfache Kraftübung auf einem Bein. Bei einer Radtour können eine Brücke oder ein Hügel den Unterschied ausmachen. Ein anderes Programm auf dem Hometrainer zu wählen, kann dazu führen, dass man sich mehr anstrengt. Im unebenen Gelände spazieren zu gehen statt auf einem geraden Weg, kann auch eine Stimulanz sein. Laufe so, dass dein Puls etwas in die Höhe geht, hebe etwas mehr Gewicht, gehe etwas tiefer in die Knie. Erst wenn dein Körper sich daran angepasst hat, kannst du wieder den nächsten Schritt gehen. Nutze gerne das Waagschalen-Modell von Seite 81, um dich immer wieder selbst zu reflektieren. Fühlt sich die Anpassung leicht, schwer oder zu schwer an?

Das Trainingsvolumen erhöhen

Gehe länger Radfahren oder spazieren. Versuch mal drei Blöcke Bauchmuskelübungen statt zwei. Halte bei allem etwas länger durch. Aber auch hier gilt: Lasse es ruhig angehen. Höre auf deinen Körper. Deine Leistungsfähigkeit hat Grenzen, das konntest du ja bereits nachlesen. Gehe mit kleinen Schritten voraus, die machbar sind. Eine erreichbare Grenze wird so zu einer überwundenen Grenze. Und etwas zu überwinden, fühlt sich gut an.

Welcher Trainingstyp bist du?

Du wirst schnell den Unterscheid zwischen einem Workout auf dem Hometrainer und Radfahren an der frischen Luft feststellen. Laufen ist anstrengender als Spazierengehen. Variationen in deinem Bewegungsmuster können anregend wirken und neue Reize zu einem anderen Ergebnis führen. Also schaue, mit welchem Setting du dich am wohlsten fühlst und bleibe dabei. Sich in der Gruppe zu bewegen, ist oft herausfordernder, weil du dich vor den anderen beweisen willst. Lasse dich davon nicht beeinflussen. Du bewegst dich für dich selbst, nicht für andere! Also bleibe bei dem, was dir Spaß macht und worin du deine Erfolge erzielst.

Auf dieser Doppelseite findest du ein Beispiel für ein Workout auf dem Hometrainer. Denke dran, dass es nur ein Beispiel ist und für dich vielleicht (noch) nicht realistisch – oder passe es einfach für dich und deine Radtouren in der Umgebung an!

- Zuerst erhöhen wir die Frequenz. Während Woche eins und zwei planen wir je zwei Einheiten ein. Dann steigern wir uns auf drei.
- Erst nach einigen Wochen steigern wir die Intensität.
- Wenn in deinem Kalender Platz ist, kannst du dich auch länger bewegen.
- Du fühlst dich noch nicht bereit für den Plan der kommenden Woche? Dann wiederhole noch einmal die Woche, die du gerade mit gutem Gefühl geschafft hast.
- Wenn alles gut klappt, dann nichts wie raus mit dem Fahrrad.

Wenn du das Gefühl hast, noch nicht für den nächsten Schritt bereit zu sein, dann warte damit. Deine Zeit kommt noch. Gehe nicht zu schnell voran. Zu oft an deine Grenzen zu kommen, kann dich wieder zurückwerfen und dich demotivieren.

- Kurz ohne Widerstand zu radeln, ist ideal zum Aufwärmen.
- Kontrolliere beim Workout deine Atmung.
- Radle zum Auslaufen immer noch für fünf Minuten ohne Widerstand weiter.

BASISPLAN

ZEIT: 20 Minuten Radfahren auf dem Hometrainer

NIVEAU: Wähle ein Startniveau, bei dem dein Herz schnell schlägt, du aber während der Fahrt noch sprechen kannst, ohne außer Atem zu kommen.

DIE UMDREHUNGSZAHL SOLLTE NICHT ZU HOCH SEIN:
60 bis 70 Umdrehungen pro Minute (RPM)

	FREQUENZ	INTENSITÄT	TRAININGSVOLUMEN	TRAININGSTYP
Woche 1	2x	Niveau 1	20'	Hometrainer
Woche 2	2x	Niveau 1	20'	Hometrainer
Woche 3	3x	Niveau 1	20'	Hometrainer
Woche 4	3x	Niveau 1	20'	Hometrainer
Woche 5	3x	Niveau 2, etwas mehr Widerstand	20'	Hometrainer
Woche 6	3x	Niveau 2	20'	Hometrainer
Woche 7	3x	Niveau 3, etwas mehr Widerstand	20'	Hometrainer
Woche 8	3x	Niveau 3	20'	Hometrainer
Woche 9	3x	Niveau 4, etwas mehr Widerstand	20'	Hometrainer
Woche 10	3x	Niveau 4	25'	Hometrainer
Woche 11	3x	Niveau 4	25'	Hometrainer
Woche 12	3x	Niveau 4	30'	Hometrainer
Woche 13		Mache draußen eine Radtour und genieße die frische Luft.		

Durchhalten, variieren und die eigene Belastbarkeit kennen

Um dich weiterzuentwickeln, solltest du die folgenden Punkte beachten:

- **Halte durch** und bleibe am Ball: Erwarte nach zwei Wochen Training noch keine großen Veränderungen. Du wirst sicher länger brauchen, um eine Entwicklung zu spüren. Dennoch solltest du unbedingt versuchen, weiterzumachen. Denke vor allem immer daran, was oder wer dich motiviert. Um mehr Ausdauer zu bekommen, ist Kontinuität unerlässlich. Eine zu lange Ruhepause hat zur Folge, dass du körperlich wieder eine Stufe zurückfällst. Bist du noch mitten in der Therapie, benötigst sicher du ab und zu eine Unterbrechung. Und auch wenn es entmutigend klingt: Dann nimm dir die Pause. Dein Körper hat schon genug zu verdauen. Trotzdem kann leichte Aktivität auch in dieser Zeit positive Effekte mit sich bringen. Das hat die Forschung bestätigt: Egal, in welcher Phase des Genesungsprozesses du bist – in Bewegung zu bleiben, hat immer positive Auswirkungen. Also höre auf deinen Körper und lege bei Bedarf eine Trainingspause ein. Bewege dich dennoch regelmäßig, wenigstens ein bisschen, aber versuche keine Berge zu erklimmen.

- **Bringe Abwechslung in die Bewegung**, damit die Aktivität interessant bleibt und das Training nicht auf Dauer zu langweilig wird. Zu Beginn helfen dir Wiederholungen, etwas Übung zu bekommen. Wenn du noch dieses Jahr wieder ins Becken springen möchtest, aber Angst hast, das Schwimmen etwas verlernt zu haben, wird zunächst das Üben der Schwimmbewegungen für dich ganz oben auf der Liste stehen. Sobald du die Technik wieder richtig beherrschst, kannst du damit beginnen zu variieren. Schwimme ein paar Bahnen Brust und trainiere eine Bahn nur die Beine. Wechsle das Tempo. Wenn dein Schultergelenk es zulässt, kannst du das Kraulen trainieren. Schwimmen wirkt auch beruhigend, durch den Rhythmus, die Atmung, die Stille unter Wasser. Gehst du gerne spazieren, suche dir verschiedene Routen aus, wähle ab und zu einen Weg über einen Hügel, spiele mit Schnelligkeit. Intervalltraining funktioniert auch beim Nordic Walking und ist generell ein idealer Weg, um Widerstandsfähigkeit aufzubauen, das Trainingstempo zu steigern und eine Aktivität länger durchzuhalten.

INTERVALLTRAINING IST AEROBES TRAINING.
Beim aeroben Intervalltraining sind der Sauerstoffverbrauch der Muskulatur und die Sauerstoffzufuhr im Gleichgewicht. Dies erreichst du durch den Wechsel zwischen mittelintensiven Trainingsintervallen und einer Erholungspause. Regelmäßiges Intervalltraining verbessert langfristig deine Ausdauer, und Herz und Muskeln werden stärker. Du läufst, schwimmst, radelst abwechselnd in schnellerem und langsamerem Tempo. Das Verhältnis 1:2 ist in deiner Situation die ideale Abwechslung. Auch deine Basis-Wochenplanung besteht aus aktiven Abschnitten und Ruheperioden. Ein aktiver Tag erfordert immer auch einen Ruhetag.

- **Du bist einzigartig.** Menschen reagieren unterschiedlich auf Reize. Bei einem gemeinsamen Spaziergang mit anderen kann es sein, dass das Tempo allen scheinbar wie auf den Leib geschrieben ist, dir aber überhaupt nicht liegt. Wieder geht es hier um die Belastbarkeit. Was schafft dein Körper? Abgesehen von deiner gesundheitlichen Situation gibt es noch andere entscheidende Faktoren, die hier mit beeinflussen: Alter, Geschlecht, Vorerfahrung, deine Stimmung und dein Selbstvertrauen. Auch Körperbau, Gewicht, Körperfettanteil oder Muskelmasse entscheiden darüber, wie dein Körper mit bestimmten Anreizen umgeht. Du bist einzigartig, also ist es auch dein Bewegungsplan. Begib dich auf die Suche nach dem, was zu dir passt, was du gerne tust, wofür du Talent hast. Es kann eine Weile dauern, bevor alles perfekt auf dem Papier steht, aber bleibe auf jeden Fall dran!

AUCH EMOTIONAL GEHT ES AUFWÄRTS

Bewegst du dich mehr bzw. regelmäßig, kann das auch deine innere mentale Widerstandskraft stärken. Du fühlst dich weniger ängstlich und schwermütig. Du strahlst mehr Selbstvertrauen aus und bist wacher. Auch der geistige Alterungsprozess verlangsamt sich durch regelmäßige Bewegung – egal in welcher Intensität. Das habe ich am eigenen Leib erfahren. Eine Krebsdiagnose macht etwas mit uns, nicht nur körperlich, sondern auch emotional. Wir sind unsicher, was unser Aussehen betrifft, wir haben Angst vor einem Rückfall oder vor der Reaktion anderer Leute.

Lasse dich auch hier von meiner Geschichte bestärken, deinen eigenen Weg zu gehen: Ich selbst wohne in einem kleinen Dorf, wo es viel Klatsch und Tratsch zu meiner Erkrankung gab. Da schon der Gedanke daran, eine Perücke zu tragen, bei mir überall Juckreiz auslöste, und weil die Chemomützenmode zu meiner Zeit aus eher unvorteilhaft aussehenden buntgemusterten Tüchern bestand, die man sich um den Kopf schlingen sollte, fasste ich den Entschluss, mir schon vor der Chemo selbst die Haare abzurasieren. Bei der Vorstellung musste ich zwar schlucken, aber es war alternativlos, jedenfalls für mich. Manchmal fühlte es sich ganz gut an, zum Beispiel, als ein fremder Mann mit Glatze anerkennend zu mir sagte: »Du hast einen Charakterkopf.« Einmal durfte ich im Supermarkt sogar vor, als eine neue Kasse geöffnet wurde. Und ganz ehrlich? Ich nahm das Angebot sehr gern an. Was ich damit sagen will: Auch wenn du schwach aussiehst, kannst du innerlich stark sein. Ich habe gelernt, zu antworten, wenn ein Kind wissen will, warum ich keine Haare hatte. Und habe es auch noch geschafft, die Mutter, die in diesem Moment rot anlief, zu beruhigen. Krebs gehört nun einmal zum Leben von sehr vielen Menschen. Ich strahlte Selbstvertrauen aus, und zwar mehr als vor der Diagnose. Nicht alles wird gut, aber es gibt Möglichkeiten, die wir sehen und ergreifen müssen. Bewegung kann dir dabei helfen, diese innere Stärke zu entwickeln und auch während und nach deiner Erkrankung zu bewahren.

Blut, Schweiß und Tränen sind oft unvermeidlich, wenn wir die körperlichen Herausforderungen nach Wochen oder Monaten voller Beschwerlichkeiten meistern wollen. Oft machen es uns gerade scheinbare Kleinigkeiten schwer: Für mich war es zum Beispiel eine mentale Herausforderung, meinen Arm nach der

Mastektomie wieder richtig hoch zu heben. Richtig euphorisch wurde ich, als ich nach drei Monaten Training beim 2-Minuten-Gehtest ein besseres Ergebnis erzählt habe. Ich hatte sofort mehr Selbstvertrauen und war sehr stolz auf mich.

Bewegung und psychische Gesundheit

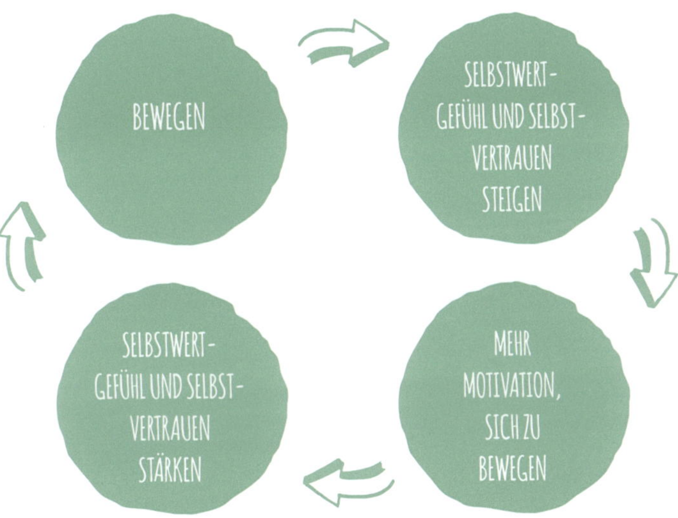

Kreislaufmodell zum Zusammenhang von Sport, Bewegung und Selbstvertrauen
Quelle: Biddle, S.J.H. Mutrie, N., & Gorely, T. *Psychology of physical activity : determinants, well-being and interventions.* New York: Routledge, 2015.

06

06

DEINE BATTERIEN AUFLADEN

KAPITEL

06

DEINE BATTERIEN AUFLADEN

»Ausruhen und auch mal Faulenzen machen dich stärker.« Du findest, dass das widersprüchlich klingt, nach allem, was du in den vorherigen Kapiteln dieses Buches schon gelesen hast? Aber so ist es nicht. Bewusst zur Ruhe zu kommen , bedeutet, sich im richtigen Moment aktiv auszuruhen, immer mal wieder gesunde Pausen einzulegen und ausreichend zu schlafen – nur so lädst du deine Batterien wieder auf.

UNSER ENERGIESYSTEM IST WIE EIN KLEINER OFEN

Noch einmal zur Erinnerung: Wer aktiv sein will, braucht Energie. Und wer wenig Energie hat, fühlt sich sehr schnell kraftlos und erschöpft. Ich erinnere mich noch genau an den Moment, als ich das erste Mal aus dem Krankenhaus entlassen werden sollte. Nachdem ich sechs Tage lang nur im Bett gelegen hatte, trat ich guten Mutes und hoch motiviert mit dem Vorsatz auf den Gang, wie immer statt des Aufzugs die Treppe nach unten zu nehmen – und war dann doch sehr froh, dass auf halbem Weg zum Treppenhaus der Aufzug kam. Mein Körper hatte meine gesamten Kraftreserven aufgebraucht, um gesund zu werden. Meine Batterie war leer.

Ist die Batterie leer, muss sie die Chance dazu bekommen, sich wieder aufzuladen. Unser Körper generiert die Energie, die wir zum Bewegen brauchen, aus der Nahrung, die wir zu uns nehmen.

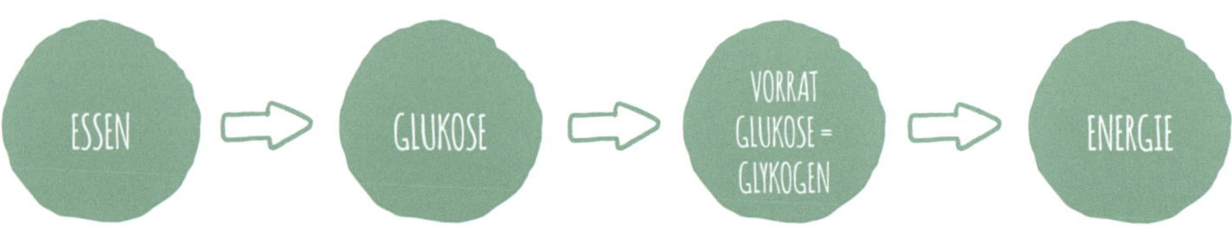

Wir essen, um unseren Körper mit Nährstoffen und Energiestoffen zu versorgen. Eiweiße, Fette und Kohlenhydrate werden dazu aus unserer Nahrung extrahiert und die Kohlenhydrate von unseren Mitochondrien, unseren Zellkraftwerken, zunächst in Glukose umgewandelt. Der Körper nutzt die Glukose als Energiequelle oder speichert sie für späteren Bedarf als Glykogen. Um Glukose als Energiequelle nutzen zu können, brauchen wir Sauerstoff, den wir durch unsere Atmung erhalten.

Vergleiche unser Energiesystem mit einem kleinen Ofen:

SCHORNSTEIN = ATMUNGS-APPARAT
OFEN = MUSKELN
HOLZSCHEITE = GLYKOGEN
FEUER + WÄRME = ENERGIE + BEWEGUNG

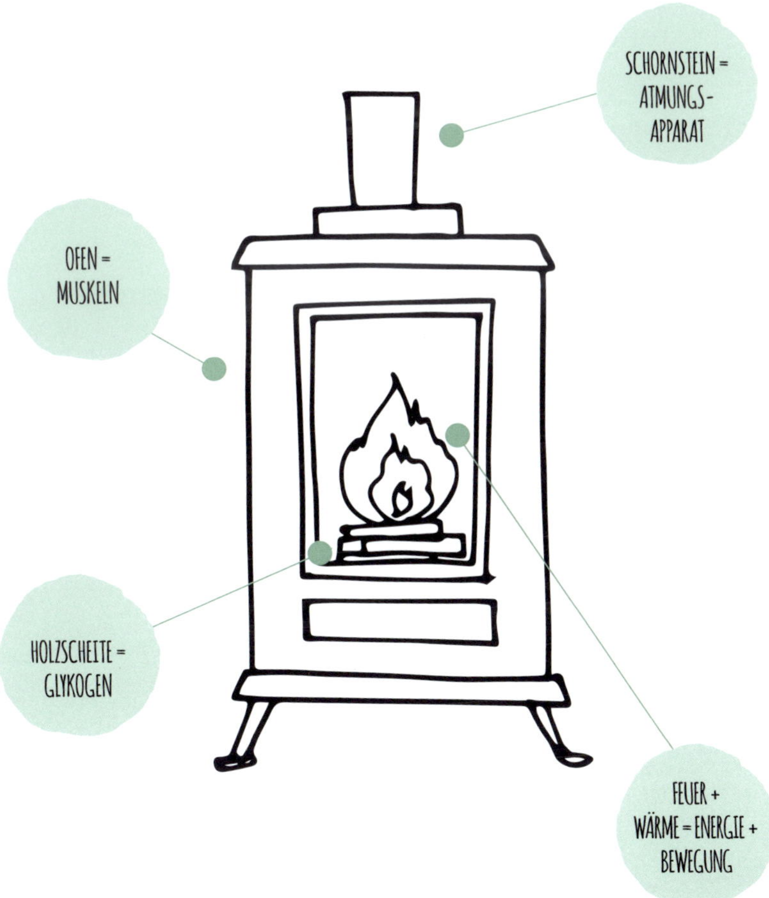

Der kleine Ofen steht für unsere Muskulatur, den Ort, an dem die Verbrennung stattfinden muss und wo wir Wärme produzieren. Der Schornstein sorgt für Zu- und Abluft, genau wie unsere Lungen. Der Vorrat an Holzscheiten ist das Glykogen, das in unserem Körper gespeichert ist. Ein kleiner Funke und etwas Sauerstoff reichen oft aus, um das erste Anzündholz zum Brennen zu bringen. In unserem Körper dient das Molekül ATP (Adenosintriphosphat) als erster Funken. Möchten wir den gesamten Abend über kuschelige Wärme genießen, müssen wir unseren Vorrat an Holzscheiten ab und zu vergrößern. Unser Körper muss also stetig Sauerstoff und Brennstoff aufstocken, um weiter zu funktionieren. Etwas Ruhe kann dabei helfen und ist wichtig nicht nur für unseren Körper, sondern auch für unseren Geist. Nimm dir also ausreichend Zeit, dich zu regenerieren.

»Ruhe dich aus, und deine Energie wird wieder hergestellt.«

LAILAH GIFTY AKITA

Warum Ruhe nach Bewegung notwendig ist

1. Während wir ruhen, verarbeitet unser Körper die Abfallstoffe. Du kannst sie mit den Rückstanden in deinem kleinen Ofen vergleichen. Sie können erst entsorgt werden, wenn der Ofen heruntergefahren ist.

2. Entschleunigung hilft dir, deinen Glykogen-Vorrat aufzufüllen. Genau wie die Holzscheite musst du ihn ab und zu neu aufstapeln. Ohne Holz kein Verbrennen.

3. Neue Mitochondrien können nur während einer Ruhephase entstehen. Sie sind wie kleine Fabriken, die effiziente Energie produzieren. Dein kleiner Ofen wird dadurch also größer und stärker.

4. Während der Ruhephasen bekommen die Muskelfasern die Chance, sich zu regenerieren und kräftiger zu werden, denn beim Sport können kleine Mikrorisse in den Muskeln entstehen.

5. Ruhe ist auch für unser Bindegewebe und unsere Sehnen notwendig. Dieses Gewebe wird durch seine Struktur und Beschaffenheit nicht so gut durchblutet und braucht Zeit, sich zu regenerieren. Ruhe kann also Verletzungen vorbeugen.

6. Durch Bewegung kommt es zu einem Anstieg von Cortisol, dem Stresshormon. Ein bisschen Stress kann die Leistung steigern, ständiger Stress hat jedoch negative Folgen.

KOMM BEWUSST ZUR RUHE

Es gibt genügend Gründe, immer wieder kurz auf Pause zu drücken und bewusst zur Ruhe zu kommen – besonders, wenn man krank ist. Dem Kopf eine Auszeit zu gönnen, sich einen Moment zurückzuziehen oder ein Powernap – all das ist jede Mühe wert. Gönne dir selbst jeden Tag ein bisschen Feriengefühl und Achtsamkeit, etwa durch Meditation oder Atemübungen. Und hab keine Schuldgefühle, wenn du Ruhe brauchst. Sie ist ein notwendiger Teil deiner Erholung.

Ist deine Therapie noch nicht abgeschlossen, hast du vielleicht das Gefühl, den ganzen Tag den Pausenknopf zu drücken, ohne dass du wirklich zur Ruhe kommen kannst. Vielleicht fühlen sich manche Tage für dich auch lang und leer an. Achte dann noch bewusster auf Ruhemomente. Gewöhne dir jetzt, wo du Zeit hast, an, zu meditieren. Atemübungen am Morgen geben Energie für den Rest des Tages. Welche Techniken es gibt und wie du damit beginnen kannst, zeigen dir die Weblinks und Empfehlungen auf Seite 143. Und sich bei einer Tasse Kaffee wegzuträumen, natürlich mit einem Schokokeks, verschafft schöne Erinnerungen. Bringe deinem Körper und deinem Kopf bei, Ruhe und Nichtstun zu genießen. Hast du Angst, leere deine Gedanken. Bringe deinen Körper dazu, in Stresssituationen zu entspannen. Meditiere noch einmal, bevor du zu Bett gehst, und sorge so für eine gute Nachtruhe. Auch hierzu gibt es Empfehlungen auf Seite 143 des Buches.

Ein erholsamer Schlaf ist sehr wichtig, denn auch unser Schlaf ist funktionell. Gesteuert durch das Hormon Melatonin hat er eine Schutzfunktion und dient der Erholung. Unseren Schlafzyklus können wir dabei in vier Phasen einteilen: Die Einschlafphase beginnt vielleicht schon auf dem Sofa und geht dann später im Bett in den leichten Schlaf über. Vom leichten Schlaf gleiten wir in die Phase des Tiefschlafs, die vom Traumschlaf, der sogenannten REM-Phase, gefolgt wird. Während des Tiefschlafs bekommt unser Körper die Chance, sich zu erholen. Diese Phase ist also ganz besonders wichtig, und je weniger sie gestört wird, desto fitter stehen wir morgens auf. Während der REM-Phase verarbeiten wir aufgenommene Informationen und Fakten, um danach kurz für einen persönlichen Check-up wach zu werden. »Alles noch in Ordnung?« – und dann tauchen wir in die nächste Schlafphase ab. Einschlafen, leichter Schlaf, Tiefschlaf, REM-Phase, kurzer Check-up. Dieses Zyklus wiederholt sich jede Nacht vier bis sechs Mal. Viele Menschen sind sich gar nicht bewusst, dass sie zwischendurch immer wieder kurz aufwachen, und genießen daher eine perfekte Nachtruhe. Andere liegen nach der REM-Phase wach und beginnen zu grübeln, wodurch sie schwer wieder einschlafen können.

- Für eine gesunde Nachtruhe solltest du zu Bett gehen, bevor du auf dem Sofa einschläfst.
- Auch Smartphone und andere Bildschirme können die Produktion des Schlafhormons Melatonin stören.
- Noch kurz zu lesen, kann gut funktionieren, aber lieber etwas Romantisches als einen Thriller.
- Um in die erste Phase der Ruhe zu finden, kann ein kurzer Spaziergang helfen. Vermeide dabei große Anstrengungen. Du kannst aktiv zur Ruhe kommen, aber nur, wenn du es nicht übertreibst und zu viele Reize vermeidest.

Wenn in meinem Kopf Ruhe herrscht, ist das für mich purer Genuss. Es gibt jedoch Lebensphasen, in denen wir schwer zur Ruhe kommen, zum Beispiel kurz nach der Krebsdiagnose oder wenn der Körper noch unter den Nebenwirkungen der Behandlung leidet. Mentale und physische Ruhe zu finden, ist also purer Luxus. Ich habe das Glück, selbst in der Hand zu haben, wie voll ich meinen Kalender packe. Ich entscheide, wann ich morgens aufstehe (meistens gegen 6.30 Uhr) und wann ich schlafen gehe (meistens gegen 22.30 Uhr). Mein Freund hilft mir unglaublich viel im Haushalt. Meine Kinder wohnen nicht mehr zu Hause. Ich empfinde wenig Gruppendruck und mache so oft wie möglich mein eigenes Ding. Ich habe mich für einen Job entschieden, der mir gefällt und aus dem ich Energie ziehe. Und ich genieße die Ruhe, ich genieße diesen Luxus.

Aber nicht wir alle haben diese Möglichkeiten. Daher solltest du gezielt Ruheinseln einplanen. Struktur in die Ruhepunkte zu bringen, kann dabei helfen. Nach dem Essen kurz einzuschlafen, ist kein Problem, aber begrenze es auf zwanzig Minuten. Gehe jeden Abend zur selben Zeit schlafen oder stehe täglich um sieben Uhr auf. Plane auch diese Momente fest ein und nimm dir dafür Zeit.

07

07

ACHTSAM ESSEN

KAPITEL

07

ACHTSAM ESSEN

Einige Jahre nach meiner Behandlung gönnten mein Freund und ich uns eine Rundreise durch Marokko. Wir schlenderten durch die Medinas, schliefen eine Nacht unter dem Sternenhimmel in der Wüste und unternahmen eine dreitägige Tour durchs Atlasgebirge – wunderschön. Unsere Reise fiel genau in den Ramadan, die Fastenzeit der Muslime, bei der zwischen Sonnenaufgang und Sonnenuntergang nichts gegessen und getrunken werden darf. Auch unser Guide fastete, was in diesem heißen Klima nicht so ganz unproblematisch ist. Die Temperaturen lagen bei bis zu 40 Grad Celsius, mit viel Sonne und wenig Schatten und mit Wind, den du mit der warmen Luft eines Föhns vergleichen kannst. Aus Scham oder vielleicht auch Mitgefühl brachte ich es nicht über mich, während unserer Führung durch die marokkanischen Kasbas auch nur einen Tropfen zu trinken oder zu essen. Es hätte sich falsch angefühlt, Wasser zu mir zu nehmen, während unser Guide sich an die Fastenregeln hielt. So konnte ich mich irgendwann nicht mehr auf den Beinen halten. Ich war völlig energielos und erschöpft, und erst ein stark zuckerhaltiges Getränk und eine Runde Ausruhen auf einer Bank brachten mich wieder auf die Beine.

Ich bin keine Ernährungsexpertin, aber ich weiß, dass Nährstoffe für einen gesunden Organismus sehr wichtig sind – das Erlebnis in Marokko führte es mir wieder deutlich vor Augen. Es geht darum, wieder Energie zu gewinnen, wenn dein Körper sie braucht. Darum, in schwierigen Zeiten Kraft zu sammeln. Es geht darum, die Kluft zu überbrücken, wenn die aufgenommene Energie vollständig für deine Regeneration benötigt wird.

NÄHRSTOFFE EINFACH ERKLÄRT

Kohlenhydrate, Fette und Eiweiße – Makronährstoffe oder Makronutrienten genannt, sind die Hauptenergieträger unserer Ernährung.

Unser Körper hat wenig Mühe, **Kohlenhydrate** in Energie zu verwandeln. Darum sind sie unsere wichtigsten Energielieferanten. In der Nahrung begegnen sie uns als Mehrfach- oder als Einfachzucker.

- **Einfach- und Zweifachzucker** finden wir vor allem in Haushaltszucker, Honig, Marmelade, Süßigkeiten, Gebäck, Kuchen, Limonaden usw. Vermeide am besten ein Zuviel von diesen Dingen, um dein Gewicht zu halten.
- **Mehrfachzucker** sind Teil einer gesunden Ernährung, denn sie beinhalten weniger Fett und oft mehr Fasern. Kartoffeln, Reis, Vollkornbrot und -nudeln sind reich an Mehrfachzuckern. Iss also ruhig davon.

Trotz ihres schlechten Rufes sind auch **Fette** für unseren Körper unerlässlich. Sie haben eine sehr hohe Energiedichte und werden teils als Energiereserve, aber auch als Schutz- und Isolierschicht sowie für unsere Zellen und für die Nerven benötigt. Für bestimmte Vitamine ist Fett ein notwendiger Nährstoff.

- **Ungesättigte Fettsäuren** sind meistens pflanzlich. Denke an Avocados, Oliven, Pflanzenöle, Erdnüsse und bestimmte andere Nüsse (einfach ungesättigte Fettsäuren, Omega 9). Aber auch Fettfische wie Lachs gehören auf die Liste (mehrfach ungesättigte Fettsäuren, Omega 6 und 3).
- Auf der Liste der **gesättigten Fettsäuren** finden sich vor allem tierische Fette. Fleisch, Butter und einige Milchprodukte gehören dazu. Gehe sparsam damit um, wenn du einen hohen Cholesterinwert vermeiden willst. Durch diese Fettsäuren können sich Gefäße verengen, wodurch weniger sauerstoffreiches Blut zu den Organen transportiert wird.
  Eine kleine Eselsbrücke: **ge**sättige Fettsäuren, **ge**fährliche Fette.

Eiweiße, die dritte Gruppe wichtiger Nährstoffe, dienen unserem Organismus als wertvolle Baustoffe. Sie sind die zentralen Bausteine für Knochen und Muskeln, Organe, Blut und unser Immunsystem. In Zeiten der Regeneration sind sie daher sehr wichtig. Wir können sie in zwei Gruppen einteilen:

- **tierisches Eiweiß**, das wir in Hähnchen, Fisch, Käse, Milchprodukten und natürlich in Eiern finden
- **pflanzliches Eiweiß,** das wir in Erbsen, verschiedenen Bohnenarten und Sojaprodukten finden. Ideal für alle, die vegetarisch oder vegan essen.

Neben den Makronutrienten sind auch **Mikronutrienten** wichtig. Das sind Nährstoffe, von denen wir nur kleine Mengen benötigen. Sie geben uns keine Energie, sind aber notwendig, damit unsere Organe und unser Körper gut arbeiten. Ich spreche hier von **Vitaminen**, **Mineralien**, **Spurenelementen** und **Ballaststoffen**.

Wenn wir uns gesund ernähren, nehmen wir genügend Mikronutrienten zu uns. Wenn du vegan isst, musst du vielleicht zusätzliche Vitamine einnehmen. **Vitamine** sind für unsere Gesundheit unerlässlich. Sie liefern keine Energie, aber haben andere notwendige Aufgaben. Weil wir die meisten Vitamine nicht selbst herstellen können, müssen wir sie über die Nahrung aufnehmen. Sowohl Vitaminmangel als auch ein Zuviel an Vitaminen können schädlich sein. Sei also vorsichtig mit Nahrungsergänzungsmitteln und ähnlichen Präparaten. Nimm sie nicht ohne ärztlichen Rat ein. **Mineralien** kennen wir vor allem als Natrium und Kalium, die eine wichtige Rolle für unseren Wasserhaushalt spielen, während Kalzium, Phosphor und Magnesium wichtig für die Knochen sind. Spurenelemente sind Mineralien, die wir nur in sehr kleinen Mengen benötigen: Eisen, Fluor, Zink und Jod.

Eine ausreichende Menge an **Ballaststoffen** hält unseren Darm gesund und unterstützt dadurch unsere Immunabwehr. Ballaststoffe werden im Dünndarm nicht verdaut, sondern wandern direkt in den Dickdarm und haben positiven Effekt auf unseren Stuhlgang. Vergiss nicht, genug zu trinken, damit die Ballaststoffe ihre Wirkung gut entfalten können.

Wasser ist unverzichtbar. Wir Menschen können eine ganze Weile aushalten, ohne zu essen, aber nur wenige Tage ohne Wasser. Wasser in verschiedenen Formen wie Tee, Kaffee oder Suppe sorgt für den Transport von Nähr- und Abfallstoffen. Ohne Wasser kein Transport, ohne Transport keine Energie.

Wenn wir uns für ein Sandwich entscheiden, wähle Vollkorn, um die Ballaststoffe zu erhalten. Streiche etwas Pflanzenmargarine darauf, um die notwendigen gesättigten Fettsäuren und fettlöslichen Vitamine zu erhalten. Ein Frühstück mit einem weich gekochten Ei ist köstlich und liefert zusätzliche Nährstoffe zum Nulltarif. Mit etwas frischem Obst für Farbe und zusätzliche Vitamine und einer Tasse Tee dazu ist es für mich ein perfektes Frühstück. Lecker!

»Iss besser, nicht weniger.«

NADIA DAMASO

ERNÄHRUNG WÄHREND DEINER BEHANDLUNG

Während deiner Therapie dreht sich dir vielleicht schon der Magen um, wenn du nur übers Essen lesen musst. Noch sagt dir gar nichts zu. Geschmacks- und Geruchsveränderungen können dazu führen, dass für dich alles nach Pappe schmeckt, auch wenn ein Teller mit Leckereien vor dir steht. Schon beim Geruch von gekochten Kartoffeln wird dir übel. Deine Gedärme machen in unerwarteten Momenten unangenehme Dinge. Du kannst nicht mit Genuss essen, was es erschwert, die nötigen Nährstoffe aufzunehmen. Und trotzdem sind sie wichtig, weil du durch sie wieder kräftiger wirst. Vielleicht können dir dann diese Tipps helfen:

- Bei Geschmacksveränderung ist eine gute Mundhygiene wichtig. Putze dir täglich die Zähne und vergiss die Zunge nicht.
- Spüle den Mund mit Wasser aus. Wenn du Mundwasser nutzen willst, dann lasse dich in der Apotheke beraten.
- Bei Geruchsveränderung fällt es dir vielleicht leichter, kalte Mahlzeiten zu essen.
- Lüfte beim Kochen gut, sodass Gerüche dich nicht zu sehr stören.
- Gehe spazieren, während für dich gekocht wird. So nimmst du die Bewegung gleich mit.
- Experimentiere beim Geschmack. Verwende verschiedene Kräuter und Gewürze, Senf, Essig oder süßsaure Saucen. Zitrone oder Limette können dem Essen einen frischen Touch geben. Knoblauch und Pesto auch, aber sei vorsichtig, sie haben einen intensiven Geschmack.
- Wenn du Probleme mit bestimmten Texturen hast, dann passe sie an. Iss das Brot zum Beispiel getoastet statt weich.

- Vermische verschiedene Körner mit Honig, gib sie 30 Minuten in den Ofen – und fertig ist die knusprige Salatbeilage.
- Wenn du Metallgeschmack im Mund hast, dann iss süße Beilagen. Etwa Apfelmus statt Spinat. Ein Klecks Ketchup kann auch helfen.
- Iss, wenn dir nicht übel ist, und vermeide einen leeren Magen.
- Iss lieber öfter und dafür kleine Mahlzeiten über den Tag verteilt.
- Iss leichte Mahlzeiten, um Magen und Darm nicht zu belasten.
- Vorsicht bei Durchfall. Verzichte dann auf Ballaststoffe und iss lieber Weißbrot.
- Bei Verstopfung kann ballaststoffreiche Ernährung helfen. Wähle daher Vollkornprodukte. Die Ballaststoffe wirken aber erst, wenn du genug trinkst.
- Wenn sich der Urin dunkler färbt, ist das ein Zeichen, dass du mehr trinken solltest.
- Oft ist es besser, wenig zu essen als gar nichts, auch wenn es nichts Gesundes ist. Du brauchst deine Kraft. Zu einer gesunden Ernährung gehört nur wenig rotes Fleisch, aber während deiner Therapie kann es dir nötige Energie liefern.
- Es gibt Studien zu Geschmacksstörungen. Frage in der Klinik oder bei einem Diätassistenten nach, sie können dir sicher weiterhelfen.
- Medikamente und Alkohol sind keine gute Kombination. Lasse auch die Finger von Nahrungsergänzungsmitteln, wenn sie dir nicht ärztlich verordnet sind.

MANCHMAL BRAUCHT MAN EINFACH EIN LECKERES ESSEN FÜR DIE SEELE. HIER KOMMEN DREI IDEEN FÜR SOULFOOD. WANDELE SIE GERNE ETWAS AB, ICH BIN ÜBERZEUGT, DASS SIE DEINEN WÜNSCHEN UND DEINEM GESCHMACK ENTSPRECHEN.

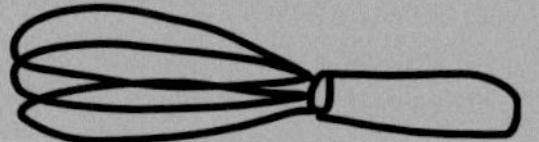

ARME RITTER. Schon als ich krank war, habe ich das gern gegessen und mag es noch immer. Du brauchst dafür einige Scheiben Vollkornbrot, etwas Milch und ein Ei. Verquirle Ei und Milch, bis sie vollständig vermischt sind. Weiche das Brot darin ein und röste es dann von beiden Seiten in einer Pfanne. Das Ei kannst du durch Soja- oder Mandelmilch und gemahlenen Leinsamen oder etwas Speisestärke ersetzen. Als Topping nehme ich Obst, das ich im Haus habe. Mit rotem Obst sieht das Frühstück gleich schöner aus – genauso wie du mit Rouge deine Wangen zum Strahlen bringst. Eine Banane liefert eine Zusatzportion Eiweiß. Durch das Einweichen und Rösten bekommt das Brot eine ganz andere Struktur: knusprig von außen, weich von innen. Für mich eine ideale Kombination.

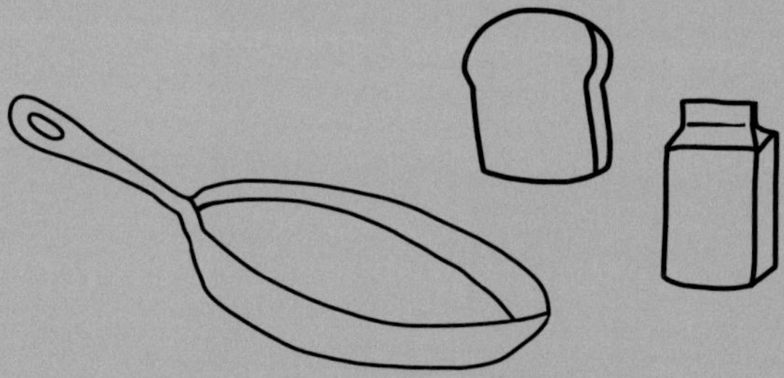

SUPPE. Suppe ist etwas Wunderbares. Sie schmeckt zu jeder Tageszeit, auch morgens, und lässt sich zudem kalt gut essen – wenn du also unter Geruchsveränderung leidest, könnte Suppe eine Lösung sein. Suppe enthält Gemüse, Ballaststoffe und die nötigen Vitamine. Und mit Suppe nimmst du auch ausreichend Flüssigkeit zu dir. Gib eine Avocado in den Mixer, bis sie cremig wird. Fürs Eiweiß-Plus kochst du kleine Stückchen Hühnerfleisch oder Tofu mit. Vollkorncroûtons röstest du in etwas Öl an, denn auch Fett ist wichtig. Dazu eine große Scheibe Brot mit Quark oder ein Salat – es gibt viele Möglichkeiten. Wenn du vegan isst, passen auch Erbsensuppe oder zusätzliche Hülsenfrüchte.

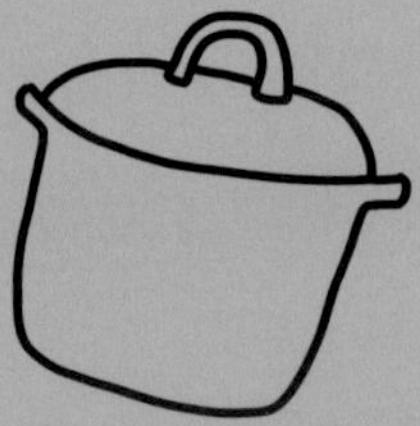

LECKERE MUFFINS. Nach meiner ersten Chemo belohnte ich mich mit einem Stück meines Lieblingskuchens, Mandeltorte, und bedauere das bis heute. Auch nach so vielen Jahren wird mir noch immer übel, wenn ich so eine Torte auch nur sehe. Also musste ich mir einen neuen Lieblingskuchen suchen. 100 Gramm Vollkornmehl, einen halben Teelöffel Backpulver, 1, 5 Esslöffel Zucker, ein halbes Ei, 2 Esslöffel Milch und 50 Gramm Waldbeeren sind für mich die perfekte Kombination. Rühre alles zusammen, verteile es auf die Förmchen und backe die Muffins bei 200 °C im Ofen, bis sie goldgelb sind. Du kannst auch einige Zitronenzesten unter den Teig rühren. Das Ei lässt sich gut durch eine reife Banane ersetzen.

ERNÄHRUNG VOR UND NACH DEINER BEHANDLUNG

Auch vor und nach einer Krebsbehandlung ist es wichtig, dass du auf eine ausgewogene Nährstoffversorgung achtest, um einer Mangelernährung vorzubeugen. Aber was heißt eigentlich »ausgewogen«, und was ist gesund? Gegen Stress, zu viel Druck und schlechtes Gewissen beim Essen helfen dir die folgenden Tipps:

- Iss zu zwei Dritteln pflanzliche und zu einem Drittel tierische Produkte. So machst du einen Schritt in die richtige Richtung, ohne Kalorien zählen oder Nahrungsergänzungsmittel einnehmen zu müssen. Und du bekommst alle Nährstoffe, die du brauchst.
- Iss den »Regenbogen«, das schmeckt und sieht schön aus: Fülle dir dafür den Teller mit Essen in möglichst vielen verschiedenen Farben – am besten mit Gemüse. Sei kreativ, denn das Auge isst mit. Colour up your food.
- Was du selbst zubereitest, ist in der Regel gesünder, denn du weißt genau, was drin ist.
- Verpackungen haben oft eine schützende Funktion. Aber wenn du kurz über den Unterschied zwischen einer Packung Waffeln und einem Apfel nachdenkst, weißt du sofort, worauf ich hinauswill: Kaufst du etwas, das keine Verpackung braucht, ist es vermutlich gesünder. Und besser für die Umwelt.
- Frühstück liefert dir Energie für den Start in den Tag. Lasse diese Mahlzeit nicht aus.
- Belege dein Brot beim nächsten Mal mit frischen Erdbeeren statt mit Marmelade.
- Sieh zu, dass du immer eine Dose Tomatenstückchen und Vollkornnudeln im Schrank hast. Das passt zu allem und ist gesund.
- Halte dich mit Alkohol zurück. Auf Anraten meiner Frauenärztin trinke ich selber gar nichts mehr.

Überlege dir, worauf du Lust hast und was dir schmeckt, und passe Rezepte entsprechend an. Ersetze Mayonnaise durch Joghurt und Sahne durch Frischkäse und greife zu Obst, wenn du etwas Süßes brauchst.

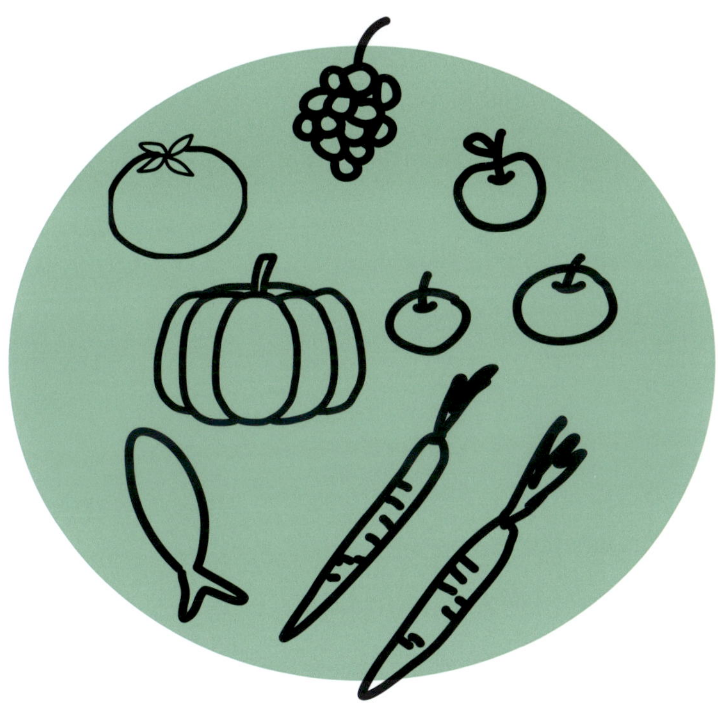

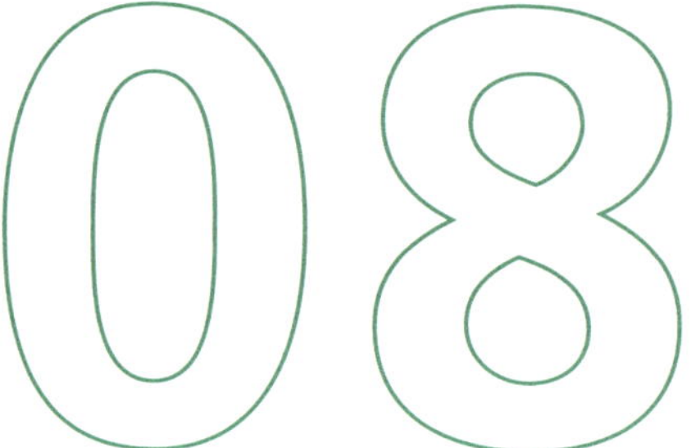

07

MENTAL ZUR RUHE KOMMEN

KAPITEL

08

MENTAL ZUR RUHE KOMMEN

Erst wenn meine Gedanken zur Ruhe finden, schaffe ich es, zu genießen. Für einen Moment nicht zu grübeln. Für eine Weile an nichts zu denken. Einfach nur friedliche Stille, ohne dass meine Gedanken in manchmal ungute Fahrwasser abgleiten. Dann schließe ich die Augen und atme ganz bewusst ein und aus. Ich konzentriere mich auf das, was mein Körper tut und womit er kämpft. Ich fühle, was ich kann oder wo ich an meine Grenzen stoße.

RICHTIG ENTSPANNEN

Manchmal leichter gesagt als getan! Vor allem, wenn man den Kopf voller Sorgen hat. Mir hat während meiner Therapie das Sticken dabei geholfen, das ich von einem Mitpatienten gelernt hatte. Um sich die Zeit zu vertreiben und sich zu zerstreuen, knüpfte er Teppiche. Sie waren mir zu groß, aber mit Kreuzstich auf einem Stück Stoff konnte ich mich anfreunden. Nach dem ersten Versuch ging es mit einem Waschlappen weiter, dann folgte ein Handtuch und später sogar ein Kissen. Den richtigen Faden finden, bis zum ersten Loch zählen, erst eine Reihe halbe Kreuze in die eine Richtung, dann in die andere Richtung sticken, bis ganze Kreuze und sogar richtige Bilder entstehen. Schön fand ich es nicht, aber es hat mir geholfen, nicht zu grübeln. Meine »Kunstwerke« habe ich Menschen geschenkt, die sie zu würdigen wussten.

Und auch wie Bewegung hilft, zu entspannen, dich zur Ruhe zu bringen und grüblerische Gedanken zu vertreiben, habe ich selbst erfahren. Vor einer ganzen Weile habe ich eine Ausbildung in Yin-Yoga absolviert. Auch das ging völlig gegen meine Natur und gegen das, was mein direktes Umfeld von mir erwartete. Ich war und bin noch immer ein Spring-ins-Feld, und so kennt man mich. Meistens sehr spontan, oft unkontrolliert und in den falschen Momenten impulsiv ...

Genau deshalb war es wichtig, mental zur Ruhe zu kommen, und dabei hat mir Yin Yoga geholfen. Inzwischen gebe ich regelmäßig selbst Yoga-Kurse, an denen mehr als zwanzig Leute teilnehmen. Ich bringe ihnen bei, den Kopf frei zu bekommen, zur Ruhe zu kommen und sich auf das zu besinnen, was ihr Körper kann und was nicht. Ab und zu höre ich leises Schnarchen, was die völlige Entspannung am besten beschreibt. Ich sehe Menschen mit glücklichem Lächeln auf dem Gesicht nach Hause gehen. Oder mir schreibt am nächsten Tag jemand, wie gut er oder sie geschlafen hat. Das nenne ich Genuss, sowohl für die Teilnehmer als auch für mich.

Yin-Yoga ist eine langsame Yoga-Form, bei der die Asanas, die Positionen, länger gehalten werden. Bei den Übungen, die meist im Sitzen oder Liegen ausgeführt werden, konzentrierst du dich ganz auf deinen eigenen Körper und dehnst dich intensiv. So bleiben die Glieder geschmeidig, und dein Bindegewebe, das nach der Operation oder nach Bestrahlungen sicher einiges auszustehen gehabt hat, wird stärker und gesünder. Wenn du öfter Yin-Yoga praktizierst, wirst du beweglicher und erhältst mehr Bewegungsfreiheit. Die Faszien, also die Bindegewebsstrukturen, die Muskeln und Organe umhüllen und so unseren ganzen Körper miteinander verbinden, werden wieder geschmeidig, und Verklebungen können sich lösen. Yin-Yoga hat auch direkten Einfluss auf unser parasympathisches Nervensystem. Es lenkt unsere unbewussten Aktionen wie Atmung, Herzschlag, Schlafen, Muskelanspannung. Je schneller wir atmen, desto schneller geht unser Herzschlag. Je schneller unser Herzschlag, desto größer der Stress für unseren Körper. Je größer der Stress für unseren Körper, umso größer die Gefahr von Problemen, etwa mit der Verdauung.

»Genieße das Leben! Warum nicht?«

Die drei Gesetze des Yin-Yoga:

1. Gehe nie über deine Grenzen. Schmerz tut nicht gut.

2. Suche die Stille: Fokussiere dich während der Yoga-Haltung auf deinen Körper, den du ganz ruhig hältst, und auf eine gleichmäßige Atmung. Entspanne dich und vertraue der Schwerkraft.

3. Halte jede Position so lange wie möglich. Solange es sich gut anfühlt, kannst du sie beibehalten.

Löse die Position sehr langsam und spüre den »Reset« deines Körpers nach. Gib ihm dafür Zeit.

Es ist egal, wie es aussieht, wichtig ist, wie es sich anfühlt.

NEUN YOGAÜBUNGEN ZUR MENTALEN ENTSPANNUNG

Es folgen nun neun Asanas, Yogapositionen, die mir selbst auch helfen, zur Ruhe zu kommen. Manche von ihnen werden sich für dich angenehm anfühlen, andere eher unangenehm. Mache nur das, was dir guttut. Und vergiss nicht, dass Schmerz kontraproduktiv ist. Du solltest jede Asana so lange halten, wie es sich gut anfühlt. Das kann bei einer Position eine halbe Minute sein, bei anderen vielleicht länger.

- Suche dir einen ruhigen Ort, an dem dich niemand stört, und mache es dir gemütlich. Je weniger Reize von außen, desto mehr kannst du dich auf dich selbst konzentrieren.
- Atme währen einer Position ruhig ein und aus. Wenn dir der Atem stockt, dann vereinfache die Position.
- Vergleiche deinen Körper mit einem Finger. Wenn du ihn so ausstreckst, dass er überdehnt, lässt er sich schwer bewegen. Entspannst du ihn, kannst du deine Finger ohne Probleme in alle Richtungen drehen. Lockere Muskeln helfen dir also, eine Position einzunehmen.

- Ausatmen ist Teil der Entspannung. Denke an den Moment, an dem du eine erlösende Nachricht aus der Onkologie erhalten hast, an das »Uff«-Gefühl. Wetten, du atmest in einem solchen Moment tief aus? Atme so lange wie möglich aus und erlebe jede Position dadurch intensiver.
- Wenn beim Einnehmen der Haltung doch noch Spannung in deinem Körper ist, dann versuche, bewusster auszuatmen. Jedes Mal, wenn du ausatmest, solltest du spüren, wie die Spannung nachlässt.
- Ruhige Atmung verlangsamt den Herzschlag. Bei ruhiger Atmung ist dein Körper weniger gestresst. Atme bewusst, wenn du die Haltung einnimmst, und auch, während du sie hältst.
- Hab auf keinen Fall Schuldgefühle, wenn der Abwasch nicht erledigt ist, die Bügelwäsche im Wäschekorb wartet oder die Mülltonne noch nicht draußen steht. Erledige es einfach später. Nimm dir zuerst Zeit für dich selbst.

1.

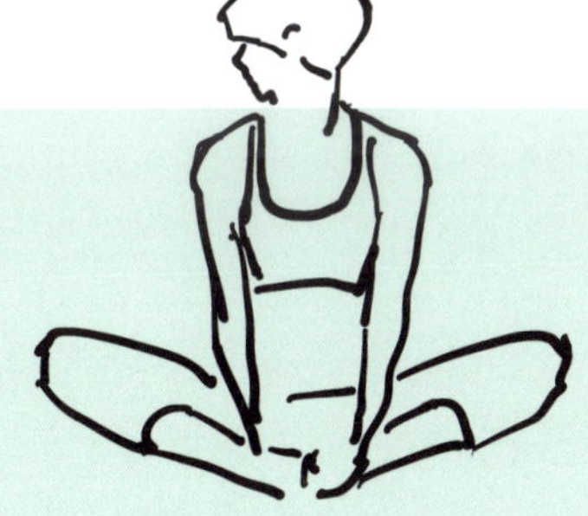

Butterfly

Die ideale Einstiegsübung

- Setze dich auf einen Yogablock, ein Buch oder ein festes Kissen.
- Lege die Fußsohlen aneinander oder verschränke die Füße. Entscheide selbst, wie nah du die Füße an dein Becken ziehst.
- Schließe die Augen und konzentriere dich aufs Ein- und Ausatmen.
- Spürst du, wie es an der Innenseite der Oberschenkel zieht?
- Löse die Position und stelle die Füße auf den Boden. Die angezogenen Knie stoßen dabei aneinander wie ein Zelt.

2.

Die Raupe

Diese Position ist gut für die Bänder und die Rückenwirbel.

- Strecke die Beine soweit aus, wie es sich gut anfühlt. Lege gern ein aufgerolltes Handtuch unter die Kniekehlen und lasse die Beine darauf ruhen.
- Beuge Kopf und Rumpf langsam nach vorn und lasse die Schwerkraft ihre Arbeit tun.
- Dehne die gesamte Körperrückseite.
- Vermeide Spannung in den Beinen, indem du sie leicht spreizt.
- Wenn nötig, kannst du den Kopf mit den Händen halten und dazu die Ellenbogen auf den Oberschenkeln abstützen.
- Rolle dich ab und lege die Hände hinter dich auf den Boden. So löst du die Übung auf. Spüre noch einen Moment nach.
- *Diese Übung kannst du auch gut gegen die Wand durchführen. Rutsche dazu mit dem Becken in Richtung Wand und lege die Beine an die Wand. Rutsche so dicht heran, dass Hüfte und Rumpf einen Neunzig-Grad-Winkel bilden.*

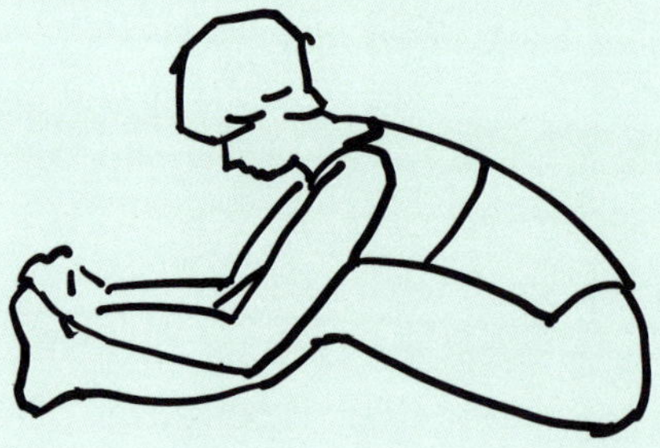

3.

Schmelzendes Herz

Diese Übung öffnet den Schultergürtel und dehnt den oberen und mittleren Rückenbereich nach hinten.

- Beginne im Vierfüßlerstand und wandere mit den Händen langsam nach vorn. Lege eine kurze Pause ein, bevor du weitermachst.
- Hebe das Becken über die Knie.
- Bei Problemen mit den Knien kannst du sie auf weichem Untergrund platzieren, auf einer Decke oder einem Badetuch.
- Ist dein Schultergürtel biegsam genug, schiebe die Hände weiter nach vorn und drücke die Schultern gegen den Boden.
- So öffnen sich Brust und Schultergürtel. Spüre der Weite der Körpervorderseite mit jedem Atemzug nach.
- Um die Übung zu lösen, reicht es oft, das Becken in Richtung Fersen zu bewegen und in der Position des Kindes zu enden (siehe Nummer 4 auf Seite 132).
- *Wenn du ein Kribbeln in Schultern oder Arm spürst, drücke das Becken etwas weiter nach hinten.*
- *Du kannst die Brust auch auf einer Nackenrolle ablegen, wenn dein Schultergürtel nicht biegsam genug ist.*
- *Du hattest gerade erst eine Brust- oder Bauchoperation? Dann verschiebe diese Übung noch eine Weile.*

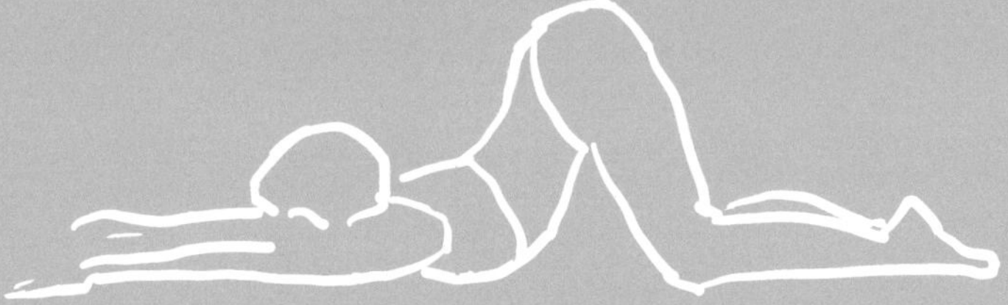

4.

Position des Kindes

Diese Haltung lindert Stress und Angst. Es ist eine gute Übung, um zur Ruhe zu kommen oder wenn du frierst.

- Schiebe aus der vorigen Übung heraus dein Becken in Richtung Fersen.
- Ziehe eventuell die Knie leicht auseinander, aber halte die Fersen zusammen.
- Führe die Arme nach vorn oder lege sie neben dem Körper ab und mache einen runden Rücken, von Schulter zu Schulter und von Nacken bis Steißbein.
- *Sei vorsichtig mit hartem Boden. Eine Decke könnte helfen.*
- *Du leidest unter Krampfadern? Dann lege dich auf die Seite und nimm dort die Haltung ein. Drücke die Knie mithilfe der Arme gegen die Brust.*
- *Du kannst den Kopf auch auf dem Kissen ruhen lassen.*

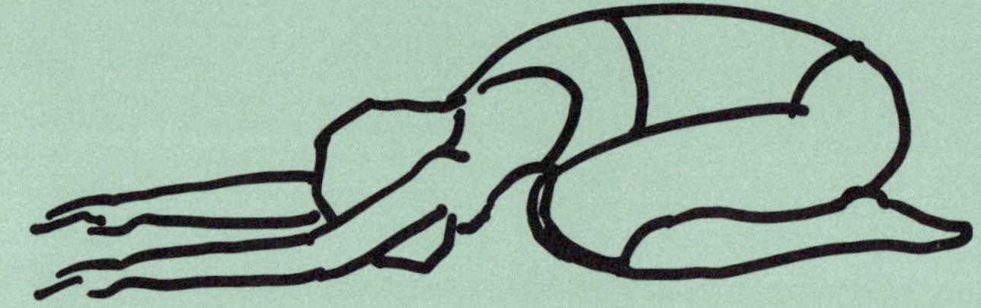

5.

Superman / Superwoman

Diese Übung sorgt dafür, dass deine Haltungsmuskulatur (Core) gestärkt wird.

- Stütze dich auf Hände und Knie. Schulter über den Händen, Hüften genau über den Knien.
- Hebe ein Bein, während du versuchst, Becken und Schultergürtel horizontal zu halten.
- Wenn es dir gelingt, kannst du den gegenüberliegenden Arm heben, eventuell auf Kopfhöhe. So bildest du von Fuß bis Hand eine schöne gerade Linie.
- Schau nach unten.
- *Um dich mehr herauszufordern, schließe die Augen und versuche, das Gleichgewicht zu halten.*

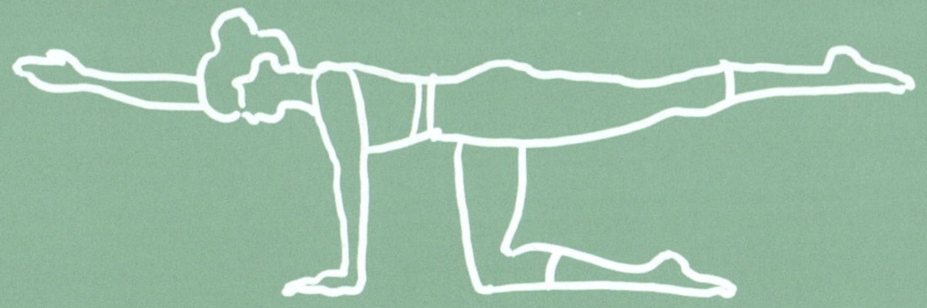

6.

Happy Baby

Fühle dich wieder wie ein entspanntes Baby und spiele mit deinen Füßen.

- Lege dich auf den Rücken und ziehe beide Knie an die Brust.
- Entspanne Nacken und Rücken und drücke das Kreuzbein gegen den Boden.
- Packe deine Knöchel, eventuell deine Füße. Die Fußsohlen zeigen Richtung Boden.
- Bringe die Knie neben dem Körper zum Boden.
- *Diese Übung kannst du abwandeln, indem du nur ein Bein Richtung Brust ziehst. Der andere Fuß steht dann flach auf dem Boden, das Knie ist gebeugt.*
- *Ziehe nicht zu heftig an deinem Fuß, sondern lasse die Schwerkraft für dich arbeiten.*

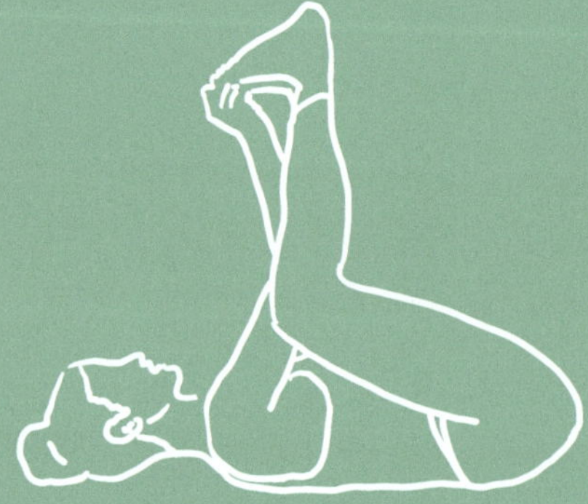

7.

Banane

Bei dieser Übung wird die gesamte Körperseite gedehnt.

- Lege dich auf der rechten Seite der Matte auf den Rücken und strecke dich. Die Arme liegen entspannt neben dir.
- Schiebe dein Bein in die linke untere Ecke der Matte, sodass du in deiner rechten Seite schon ein leichtes Ziehen spürst.
- Schiebe die Schulter danach in die linke obere Ecke der Matte. So erhältst du die Form einer Banane.
- *Bei dieser Übung wird die gesamte Seite gedehnt. Du kannst auch die Achsel recken, wenn du die Arme über den Kopf führst. Sei vorsichtig damit, wenn du Probleme mit Narbengewebe nach einer Brust- oder Bauchoperation hast.*
- *Löse die Haltung, indem du erst den Rumpf zurückbringst und danach die Beine. Bleibe eine Weile so liegen, bevor du die Seite wechselst.*

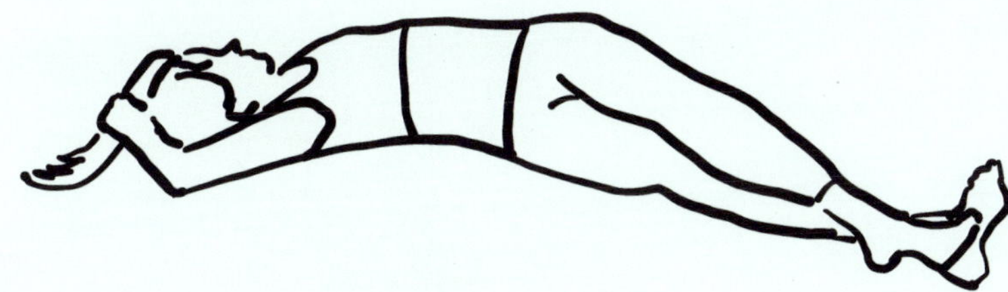

8.

Twist im Liegen

Mit dieser Übung lassen sich Spannungen in der Wirbelsäule lösen.

- Ziehe aus der Rückenlage heraus die Knie an die Brust.
- Kippe die Beine nach links weg und lege sie entweder auf dem Boden ab oder, um es dir zu erleichtern, auf einem höheren Kissen.
- Beide Schultern liegen fest auf dem Boden.
- Die Arme kannst du neben den Körper legen oder seitlich ausbreiten.
- Wiederhole die Übung in der anderen Richtung.
- *Suche die ideale Position, indem du die Knie mehr oder weniger stark beugst.*
- *Wenn die Schultern am Boden bleiben, drehe den Kopf in die Gegenrichtung.*

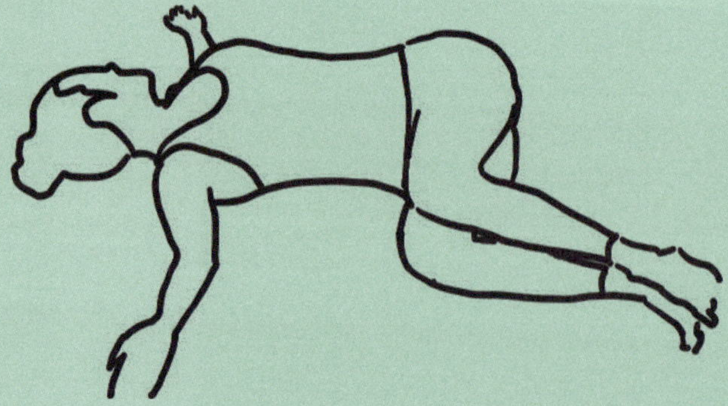

9.

Savasana

Sehr entspannend und ideal, um zum Ende einer Yin-Yoga-Session zu verschnaufen. Diese Position reduziert Stress und Müdigkeit.

- Lege dich auf den Rücken, die Beine locker, die Füße leicht nach außen gedreht, die Arme entspannt neben dem Körper und die Handflächen nach oben.
- *Schließe die Augen und konzentriere dich auf die Atmung.*
- *Halte dich mit einer Decke warm.*

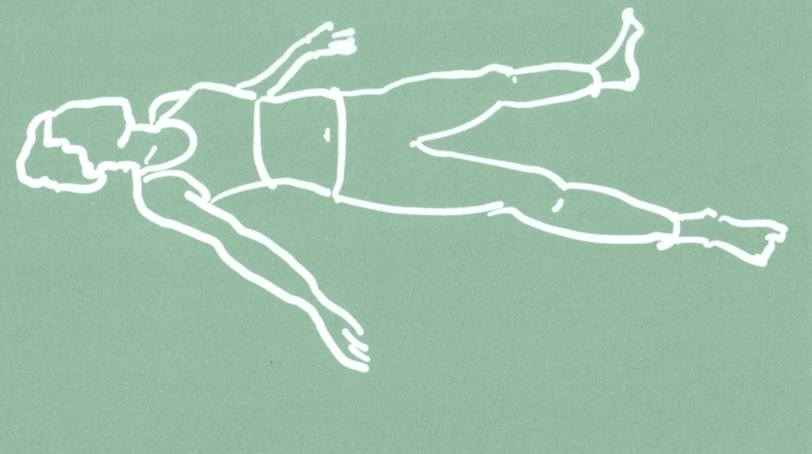

BELOHNE DICH SELBST UND GENIESSE DIE KLEINEN DINGE

Für alles eine Gegenleistung zu erwarten, sollte zwar nicht die Regel sein, aber sich ab und zu selbst zu verwöhnen, wenn man seine Sache gut macht, wirkt motivierend. Kaufe dir selbst einen Blumenstrauß. Gehe mit einer Kollegin zum Wellness. Verwöhne dich selbst mit einem neuen Pullover. Es klingt vielleicht klischeehaft, aber genieße die kleinen Dinge. Eine Tasse Kaffee nach einem größeren Spaziergang, eine heiße Dusche nach der Radtour oder einfach nur auf dem Sofa chillen. Weil du es verdienst.

- Habe den Mut, in jedem Moment zu strahlen, wenn dir danach ist.
- Habe den Mut, zu deiner Lieblingsmusik zu tanzen.
- Habe den Mut, zu naschen.
- Habe den Mut, durch die Straßen zu hüpfen.
- Habe den Mut, mit gutem Gewissen zu genießen.
- Habe den Mut, in schweren Momenten zu lachen.
- Habe den Mut, dich an erste Stelle zu setzen.
- Habe den Mut, ab und zu f*** zu sagen und danach neu anzufangen.
- Habe den Mut, dich Superheldin oder Superheld zu nennen.
- Habe den Mut, für dich selbst zu sorgen.
- Habe den Mut zu kämpfen, aber auch zu leiden.
- Habe den Mut, naiv zu sein.
- Habe den Mut, positiv zu sein.
- Habe den Mut zu fallen, aber vergiss nicht, wieder aufzustehen.

Du bist ein Mensch wie alle anderen und kannst mehr, als du denkst. Habe den Mut, deine Grenzen zu sehen und dabei kein schlechtes Gefühl zu haben. Habe den Mut, deine Grenzen zu verschieben, ohne über dein Limit zu gehen. Habe den Mut zu planen – aber gib dir Zeit dafür. Höre auf deinen Körper und passe dein Tempo an. Nimm dir eine Auszeit, wenn du sie brauchst, und habe vor allem wieder den Mut, zu genießen.

Ich beende dieses Buch so, wie ich es begonnen habe. Du wirst von mir nie hören, dass alles gut wird, auch wenn du noch so gesund lebst. Aber es ist möglich, schlimme Situationen zu verbessern. Für viele Probleme gibt es Lösungen. Mache dich auf die Suche danach und sei dafür offen. Und ja, ich habe gut reden, denn ich bin wieder obenauf. Das ist mir durchaus bewusst.

DEIN BEWEGUNGSVERTRAG

Du bist soweit. Du hast deinen ersten Bewegungsplan fertiggestellt. Er könnte in etwa so aussehen wie das Beispiel auf der nächsten Seite. Ich sage ganz bewusst »könnte«, weil du möglicherweise viel kreativer bist als ich. Zum Beispiel mit schönen Farben, mit denen du die Angaben deutlich kennzeichnest. Nicht jede Woche ist gleich – schau dir deinen Plan daher jede Woche wieder neu an. Passe ihn an, wo es nötig ist, und behalte ihn bei, wo es geht.

Drei wichtige Tipps zum Schluss:

1. Entscheide selbst, wie viel du in deine Gesundheit investierst. Was kannst du schaffen? Wie viel Zeit willst du erübrigen?

2. Bitte in der Familie, im Freundes- und Kollegenkreis um Rat und Hilfe und beziehe andere in deine Pläne ein. Sich gemeinsam zu bewegen, macht mehr Spaß und motiviert.

3. Tue das, woran du selber glaubst.

Tag	Uhrzeit	Aktivität	Wetter
Montag	9:00	Ich gehe 20 Minuten in schnellem Tempo mit Nachbarin Rita im märchenhaft schönen Wald hinterm Haus spazieren.	
Dienstag			
	20:00	Nach einem stressigen Tag gönne ich mir etwas Ruhe. Zeit für ein paar Atemübungen. Wunderbar!	
Mittwoch			
	16:00	Ich gehe 20 Minuten in flottem Tempo um den Teich spazieren und höre dabei einen Podcast zum Thema Grübeln, denn das tue ich noch immer oft.	
Donnerstag	9:30	Ich gehe zum Pilatestraining mit anderen, die in der gleichen oder ähnlichen Situation sind wie ich.	
Freitag			
	12:00	Mittags gehe ich mit einem Kollegen spazieren. Es ist schön, sich nach der langen Zeit wiederzusehen. Zur Sicherheit nehme ich einen Schirm mit.	
Samstag	9:00	Ich gehe 20 Minuten in flottem Tempo spazieren. Meine Regenjacke liegt bereit, falls es regnet.	
Sonntag			
	18:00	Zeit für eine Online-Yogasession. Namaste.	

UNTERSCHRIFT UND DATUM

DANKSAGUNG

Was, wenn mir das alles nie passiert wäre? Was, wenn ich nicht die eine von sieben Frauen mit der Diagnose Brustkrebs gewesen wäre? Was, wenn ich mein Leben einfach hätte so weiterführen können wie vorher? Oder was, wenn meine Tochter nie Ambitionen gehabt hätte, Ballerina zu werden? Was, wenn ich Mama Griet nicht kennengelernt hätte, wenn Kylie Minogue nicht in Neighbours mitgespielt hätte und es damit auch nicht interessant gewesen wäre, über sie zu berichten? Dann, so denke ich, hätte ich einige schöne Dinge in meinem Leben verpasst. Ganz sicher hätte ich niemals dieses Buch geschrieben. Nie hätte ich mich getraut, einer so großen Gruppe Menschen Stunden zu geben und sie zu motivieren. Hätte ich mich jemals für eine gute Sache eingesetzt? Das vielleicht schon. Aber jetzt tue ich es für die anderen und nicht, um mein schlechtes Gewissen zu beruhigen. Vielleicht wäre ich immer noch schrecklich hektisch, wäre immer noch die, die morgens schlechte Laune hat und sich beschwert, wenn es regnet. Wahrscheinlich hätte ich auch weniger auf das gehört, was andere zu erzählen haben, und damit auch nie die Chance bekommen, sie zu motivieren, sich mehr zu bewegen.

Und ja, vielleicht wären meine Brust und mein Bauch jetzt kein Flickenteppich. Ich bin und bleibe stolz auf meine linke *und* meine rechte Brust. Vielleicht wäre meine Lieblingsfarbe leuchtend orange, und ich würde nach wie vor für Mandeltorte schwärmen. Aber vielleicht hätte ich auch seltener Cortado getrunken, mit dem üblichen Keks mit Schokoüberzeug.

Nach all der Zeit kann ich sagen, dass ich froh über meine Diagnose bin, und ich hoffe, dir damit nicht wehzutun. Ich bin dieselbe Person geblieben, aber ich liebe jetzt den Regen, der mir beim Radfahren aufs Gesicht fällt. Ich sage häufiger »Guten Morgen« zu einem Fremden, wenn ich spazieren gehe, und sage laut »Danke«, wenn ich ein Brot kaufe. Ich habe mir einen kritischen Blick dafür zugelegt, was gut und schlecht ist. Ich höre zu, ich lerne dazu, ich lebe bewusster, ich relativiere mehr, auch wenn es klischeehaft klingt. Ich weiß inzwischen, dass »schwierig« auch geht und das »herausfordernd« schöner sein kann als »normal.«. Aber vor allem bin ich dankbarer geworden.

Dank an meinen Onkologen, weil er mich jedes Jahr fragt wie es um meine Monatsblutung steht. Danke, liebe Brustkrebs-Krankenschwester, weil Sie, auch wenn es vielleicht nicht ganz ehrlich war, »schön« zu meinen ersten Kreuzstichversuchen gesagt haben.

Danke, meine Herzens- und Kaffeefreundinnen, weil ihr auch siebzehn Jahre später noch meine Freundinnen seid.

Es hat mich berührt, Detje, als du mir erzählt hast, dass jener kurze Brief, in dem ich angekündigt habe, für eine Weile keine Stunden zu geben, weil in meiner Brust etwas Bösartiges gefunden wurde, noch immer an deinem Kühlschrank hängt. Ich hoffe, es kann dich jetzt auch etwas motivieren.

Merci, Pa, dass du mir ein gutes Beispiel warst, aber auch für den wichtigen Tipp mit dem neuen Medikament.

Eine dicke Umarmung, Ma, weil du lieber selbst krank gewesen wärst, als mich so zu sehen, und mich immer ins Krankenhaus begleitest hast, und das bis heute.

Danke, Bruder, für das wohltuende Telefonat damals, als ich die schlechte Nachricht erhalten hatte. Dieses Gespräch werde ich nie vergessen. Hoffentlich habe ich dir auch so zugehört, als du mir bei einem Anruf erzählt hast, dass deine Lieve dieselbe Diagnose erhalten hat.

Auch dir, Schwester, die immer für meine Tochter da war, wenn ich krank im Bett lag, und auch die vielen anderen Male. Durch dich konnte sie in dieser hektischen Zeit trotz allem Kind sein.

Merci, mein Schatz, weil du mir immer wieder zeigst, dass ich auf dem richtigen Weg bin, und nie mehr den Satz »Alles wird gut« sagst.

Aber die dickste Umarmung ist für dich, meine liebe Tochter, weil du damals Ballerina werden wolltest und das meine Rettung war. Aber vor allem, weil du meine Allerliebste bist.

MEINE QUELLEN UND LESEEMPFEHLUNGEN

BAS (Behavioural Approach System):

- Carver, C. S., & White, T. L. (1994). Behavioral inhibition, behavioral activation, and affective responses to impending reward and punishment: The BIS/BAS scales. Journal of Personality and Social Psychology, 67, 319-333.

Bewegung und Sport bei Krebs:

- krebshilfe.de/informieren/ueber-krebs/mit-krebs-leben/bewegung-und-sport-bei-krebs/
- krebsinformationsdienst.de/leben/alltag/sport-nach-krebs.php

Borg-Scala:

- BORG, G. (1982) Psychophysical bases of perceived exertion. Medicine and Science in Sports and Exercise 14 (5), S. 377–381

Ernährung bei Krebs:

- krebsinformationsdienst.de
- mammamia-online.de

MET:

- Löllgen, Erdamm, Gitt.: Ergometrie: Belastungsuntersuchungen in Klinik und Praxis, 3. Auflage 2010
- Ainsworth BE, Haskell WL, Whitt MC et al.: Compendium of physical activities: an update of activity codes and MET intensities. Med Sci Sports Exerc. 2000 Sep;32(9 Suppl): S. 498-504.

Nahrungsergänzungsmittel bei Krebs:

- krebsgesellschaft.de/onko-internetportal/basis-informationen-krebs/bewusst-leben/nahrungsergaenzung-in-der-krebstherapie.html

Onkologische Trainings- und Bewegungstherapie (OTT):

- cio.uk-koeln.de/leben-mit-krebs/bewegung/
  fis.dshs-koeln.de/de/publications/onkologische-trainings-und-bewegungstherapie-ott

PAR-Q:

- parmedx.com

SAS-Scala:

- Goldman L. et. Al. Comparative reproducibility and validity of systems assessing cardiovascular functional class: advantages of a new specific activity scale. Circulation 1981; 64: 1221-34.

Trainings- und Bewegungstherapeuten suchen und vergleichen:

- taerkergegenkrebs.de/bewegung/

WHO-Empfehlung für gesunde Bewegung:

- who.int/publications/i/item/9789241514187

WOOP, Gabriele Oettingen:

- woopmylife.org/de/science, https://woopmylife.org/de/app-app

Yoga:

- janebakxyoga.com/

HILFREICHE APPS

Atemübungen: Breath Ball

Meditation und Achtsamkeit: 7Mind.de, Calm.com, Headspace.com

Nordic Walking: nordic-walking.de

Start2run: start2run.app/de

Yin Yoga: Gaia, Yin Yoga Bliss Lite

Titel der Originalausgabe: Bewegen na kanker. In 8 stappen naar meer energie en zelfvertrouwen.
Erschienen bei Lannoo Publishers unter ISBN 978-94-014-8844-0.
www.lannoo.com
Aus dem Niederländischen von Sonja Fiedler-Tresp, Neu-Ulm.

Bildnachweis
Mit 9 Illustrationen von Katrien Van De Steene – Whitespray: Seite 15, 21, 47, 81, 103, 107, 120f., 123, 129ff.

Impressum
Umschlaggestaltung von Gramisci Editorial Design, München/Sandra Gramisci, unter Verwendung eines Fotos von © Fotografie Bienne – Fabienne Naessens

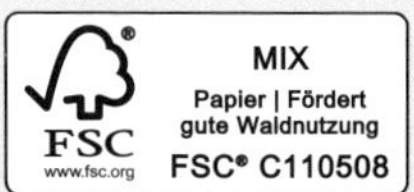

Gedruckt auf chlorfrei gebleichtem Papier

ISBN 978-3-96859-077-6
Projektleitung: Nicole Janke
Produktionsbetreuung: Print Company Verlagsgesellschaft, A-1060 Wien
Produktion: Vanessa Frömmig
Druck und Bindung: Westermann Druck Zwickau GmbH, Zwickau
Printed in Germany / Imprimé en Allemagne